郑广玉 —————— 编著

古典针刺手法方集

U0118827

山西出版传媒集团　山西科学技术出版社

前　言

　　针刺疗法是祖国医学遗产的重要组成部分之一，是我国人民在长期与疾病作斗争的过程中不断积累起来的宝贵经验财富。针灸疗法经历代医学前贤精心总结整理而成为一门独特的治疗方法，几千年来，一直为人民的健康服务，深受国内外广大群众欢迎。

　　针刺手法是针刺疗法中至关重要的问题之一。运用正确的针刺手法，不仅可以减少患者的痛苦，而且可以提高针刺疗效。

　　在针刺治疗实践中，不自觉地掌握针刺手法亦可治愈一些疾病，加之针刺手法不易一下子学到手；同时古代各家对针刺手法又有不同见解，甚至有相互矛盾的论述，亦还存在一些难以掌握甚至可以说是错误的东西。因此，使一些针灸工作者望洋兴叹，出现了理论上重视，实践中轻视的状况。

　　中华人民共和国成立之后，在党的领导下，针刺疗法和祖国其他学科一样，获得了蓬勃的发展，有关针刺手法的许多新成就，层见迭出，这是十分可喜的。但是，对于针刺疗法发源地的我们来讲，在针刺手法上，落在了时代前进的后面，这不仅应引起广大针灸工作者的深思，更应与时俱进，使我国的针灸水平处于世界绝对领先的地位。

　　本书内容在重点介绍古今有关针刺手法的前提下，结合笔者多年临床中的一些点滴经验，抓住实质，融会贯通，力求运用临床能收到效验，有较好的参考价值。

　　本书通俗易懂，力求简明而有条不紊。

　　由于水平有限，不足之处，在所难免，望同道们批评指正。

太原市中医医院

郑广玉

目　录

第一章 绪论

第一节 针刺手法的定义及特点

一、针刺手法的定义

所谓针刺手法，是指在不同的针刺治疗方法中，尤其是在毫针刺法中，医者用恰当的手技，或其他方法，患者给以得体的配合，达到提高疗效、治愈疾病的针术手法。

它主要包括进针手法、出针手法、催气手法、补泻手法四大类。此外还有一些相应的辅助手法和特殊的专门手法等。

二、针刺手法的特点

在针刺治疗中，若能运用恰当的手法，则疗效一定非常显著。反之，不但不能保证疗效，而且还会使病情向反面发展。《灵枢·终始篇》曰："虚而泻之，是谓重虚，重虚病益甚。"

针灸医生要想掌握好的针刺手法，绝不可等闲视之，一定要通过苦习苦练，并持之以恒，同时在临床上进一步得到提高方可有所建树，投机取巧、走捷径是不会有所收获和成就的。

在临床实践中运用针刺手法时，又必须在其他各种相关因素具备的前提下，方可有所作为。这些相关因素包括操作熟练、灵敏机巧、随心自在等。只有这样，才能用之得当，立竿见影。

针刺手法，虽非易学，但也绝非高不可攀。针刺手法能熟而生巧，功到自然成，一旦达到某一境界，则会出现飞跃。

第二节　针刺手法简史

针刺手法的文字记载始于《黄帝内经》一书。在《灵枢·官针篇》中详细地论述了"三刺""九变刺""十二节刺"等针刺手法；《素问·调经论》和《素问·缪刺论》中分别提出了"缪刺法"和"巨刺法"，此外在《素问》中还提出了"五十九刺"。

在补泻手法方面，《黄帝内经》中不仅提出了补泻的原则和补泻手法的大法，而且在《素问·针解篇》《灵枢·九针十二原》《灵枢·小针解》《灵枢·官针》《素问·八正神明论篇》和《素问·离合真邪论篇》中对"疾徐补泻""提插补泻""捻针补泻""呼吸补泻""迎随补泻"

"开阖补泻"等六种基本补泻方法的理论与操作进行了论述。

《难经》一书，从六十九难到八十一难专门论述了针刺手法。其中重点强调了进针时双手的协作作用，同时又强调了针刺治疗中补泻手法的作用。在《黄帝内经》补泻手法的基础上，又提出了"补母泻子法""提插补泻法"等，而且还强调了气血、时令与针刺深浅的辩证关系和"得气"与"调气"的重要性。

西汉时代的涪翁著有《针经》一书，该书侧重于论述针刺手法。

三国时代涪翁之子程高亦是一向重视针刺手法的针刺医家。其弟子郭玉曾提出："腠理至微，随气用巧，针石之间，毫芒即乖，神存于心手之际，可得解而不可得言也。"显然十分重视针刺手法。

名医华佗不仅精通中医各科，对针灸也十分擅长。他在针刺治疗中，十分重视"气至"与"传导"。如在《三国志·魏志·卷二十九》一书中，讲到华佗用针刺治疗疾病时指出："若当针，亦不过一两处，下针言'当引某许，若至，语人'，病者言'已到'，应便拔针，病亦行瘥。"

在众家学说中，《针灸甲乙经》确立了黄帝明堂学派的地位。《针灸甲乙经》又有《黄帝甲乙经》《黄帝三部针经》《黄帝三部针灸经》《甲乙针经》等名称，该书在针刺手法方面，继承发扬了《灵枢经》《明堂孔穴针灸治

要》《素问》三部书中的有关部分，对后世针刺手法的发
展影响巨大。

到隋、唐时期，针灸已成为专门学科。《旧唐书·百
官志》中提到，在太医署内设有针博士1人、针助教1
人、针师10人、针工20人、针生20人。"针博士掌教
针生以经脉孔穴，使识浮、沉、涩、滑之候，又以九针为
补泻之法。"这说明当时已把针刺手法和补泻手法作为专
门课程进行传授。此外，孙思邈的《千金方》和《千金翼
方》中有关针灸的部分，对"刺法"亦有详细的论述。

发展到辽、金、元时代，针灸有了突破性的发展。

金代何若愚在他的《子午流注针经》一书中，首用子
午流注针法，按时取穴，并且有"针入贵速，既入徐进，
出针贵缓，急则多伤"的著名论断。

宋代刘党，人称"赐太师刘真人"，可能是道教人物，
著有《琼瑶发明神书》二卷，详于针刺手法。此书于明代
又有增补。

宋代马丹阳提出了担（泻法）、截（补法）补泻针刺
手法。

金元时期窦汉卿，初名杰，字汉卿，后改名默，字子
声。在他《针经指南》一书的《标幽赋》中强调了左右手
协作进针的无痛刺入法。他还主张"透穴疗法"，并创出
"下针十四法"。

元代医者宋彦举，运用气功行针催气。

元代医者杜思敬,辑有《洁古云歧针法》一卷,详尽地论述了针刺手法。

宋代张紫阳著有《刺法》一卷,已佚失。

元代鲍同仁著有《经验针法》一卷,也已佚失。

明代针灸事业的发展,又走向一个新的高潮。

明初人,陈会,字善同,号宏钢,得席弘后人席信卿之真传,长于手法补泻。在陈会撰,刘瑾(陈会弟子,得其真传)整理的《神应经》一书中,对针刺手法有更多的论述。其中首先提出了先泻后补的平补平泻法,又提出了催气手法等。

明代徐凤撰有《针灸大全》一书,《金针赋》首见于此书,该赋详述针刺手法,但亦有颇多值得商榷处。其中提出了"调气之法""出针法""上病下治""左病右治法""针刺浅深法""十四种综合针法"等。在十四种综合针法中,关于补泻手法的有"烧山火""透天凉""阴中隐阳""阳中隐阴""子午捣臼"等;其中综合行气法有"进气法""青龙摆尾法""白虎摇头法""苍龟探穴法""赤凤迎源法"等;其中补泻行气综合法有"留气法""抽气法""抽添之诀""龙虎交战"等。

明代的高武,号梅孤子,著有《针灸聚英》一书,评论了当时各家的刺法,并有其独到的见解。

明代的汪机,字省之,号石山居士,著有《针灸问对》一书,其中根据《黄帝内经》《难经》的观点论述了针刺手法，同时亦对当时盛行的多种针刺手法提出了自己不同的看法。

明代《古今医统》一书，亦用较多的篇幅论述了针刺手法。

明代大针灸家杨继洲，名济时，著有《针灸大成》一书，他把《针经指南》中的十四法，整理归纳为十二法。并在该书中收集了大量有关针刺手法的历代文献。

清代医界重视方脉，轻视针灸，故针灸没有明代之盛。卢之颐著有《学古诊则》，长于诊脉手法。

清代李守先，著有《针灸易学》一书。乾隆五十一年（1786 年）疟疾大流行，李氏用针灸治疗，22 天内获效437 人。他认为针灸之难"难不在穴，在手法耳"。可见他是一位重视手法的医者。

清代有关针法专著有《八法神针》《子午流注针法》等。

清代吴谦等奉敕撰《医宗金鉴》，其中第 67~70 卷为《刺灸心法要诀》，以歌诀和插图为主，亦论及有关针刺手法。

1797 年，太医院将十三科合并成九科，针灸仍为其中一科。但到了 1822 年，奉旨"针刺火灸，究非奉君之所宜，太医院针灸一科，着永远停止"。

鸦片战争之后，针灸地位日下，仅流存于民间和太平天国军中。针刺手法几乎无人问津，陷入濒于失传的境地。

清末民初擅长针法者，有罗哲初、黄灿 (曾为袁世凯治头风，两针即愈)，承淡安 (重视针灸育人)。

1923年，由赵熙、孙秉彝合编的《针灸传真》八卷，其中包括内经刺法、名医刺法、考证穴法等。

第三节 怎样学习针刺手法

要想学习好针刺手法，除了本人刻苦钻研，坚持不断练习针法、指法，深入学习、精益求精的主观因素外，还应从以下几个方面去完善。

一、辨证论治，明确诊断

针刺治病时，一定要先进行诊断，将疾病的部位、归经和寒热、虚实辨别清楚。在此基础上，才能确定如何来进行治疗。即选什么穴，运用什么针刺手法。

要想达到诊断无误、治法合理，医者必须有渊博的医学基础知识和高超的诊断技术。正如《灵枢·九针十二原》中指出的："凡将用针，必先诊脉，视气之剧易，乃可以治也。"

二、针治得法，掌握要领

《针经摘英集》指出："其病并依穴针灸，或有不愈者何？答曰：一则不中穴；二则虽中穴，刺之不及其分；三则虽及其分，气不至出针；四则虽气至，不明补泻，故其病成。"

针刺治疗疾病的效果如何，虽取决于病情与病人的体质，但同时亦与术者是否真正掌握了治病的要领密切相关。

1.刺激的部位要选择最佳（包括患者取最佳体位）。

2.刺激的性质，要确切无误。

3.刺激的轻重，一定要分寸得当。

4.刺激的方法，要得心应手。

5.刺激的时机，要选择适宜。

三、循序渐进，功底过硬

此项对于初学者及已有成就者都有必要。

1.要领会掌握经络所反映的疾病变化，及针刺治疗的规律，同时亦要知晓相互间的变化规律。

2.要掌握穴位的准确位置，在某种特定情形下，宁失其穴，不失其经。同时要掌握穴位的穴性与主治，以及穴位之间的相互关系。

3.掌握好各种针刺手法的基本功，并练而备用，且要用中求练，同时，要掌握好各种针刺基本手法的配合使用。

4.不可针者，不针；不可泻者，不泻；不可补者，不补。

5.在临床实践中，要精益求精。做好观察、实践、总结、再观察、再实践、再总结的必要工作。

第二章　针具与指法练习

第一节　针治工具

俗话说："工欲善其事，必先利其器。"因此，对于一个针刺手法娴熟的医者来说，对针具的各种性能应当有一个深刻的了解。

一、针具源流

针刺疗法的前身是"砭刺疗法"，它起源于我国原始社会，萌芽于石器时代，而"砭刺"的工具则是砭石，叫作"箴"。《山海经·东山经》曰："高氏之山，其上多玉，其下多箴石。"

《素问·汤液醪醴论》曰："镵石针艾，治其外也。"《素问·异法方宜论》中又曰："其病皆为痈疡，其治宜砭石。"《说文解字》中曰："砭，以石刺病也。"郭璞注曰："可以为砭为针，治痈肿者。"《素问·宝命全形论》曰："四曰制砭石小大。"隋代全元起注曰："砭石者，是古外治之法，有三名，一针石，二砭石，三镵石，其实一也。古来未能铸铁，故用石为针。"《康熙字典》："古者以石为针，所以刺病。"

近年来，考古工作者在各地又发现了各种不同形状的砭石，其中有锛形、刀形、剑形、针形等。这些多是新石器时代的产物。可见砭石不仅是古人外科医疗的工具，而且也是针具最早的形状，王僧儒指出，古人当以石为针，必不用铁（指新、旧石器时代），所以起源于新石器时代。如1963年，在内蒙古多伦旗头道洼新石器时代遗址出土的一枚砭石，长4.5厘米，一端扁平有半月形刃，可用以切开痈肿；一端是锥形，可作针刺之用，中间的手持处为四棱形。这枚砭石的形状大小同内蒙古发现的古青铜砭针很相似，且它与河北满城汉墓出土的金针具有共同的特征。至于河南郑州商代遗址出土的一枚小剑形玉质砭石，很像《黄帝内经》所说的铍针，河南新郑郑韩故城遗址发现的一枚砭石，一端呈卵圆形，可用以按摩，另一端呈三棱锥形，可用以放血，很像《黄帝内经》中所说的圆针和锋针。

据考证，我国在山顶洞文化时期，已能用石刀等工具削制比较精细的、坚韧的骨针，用来从事缝纫等工作，这时也将骨针用于医疗方面。此外，古代还运用竹针，古代文字中"针"字有的写成"箴"，说明当时的针具有的是用竹制的。

到了仰韶文化时期，黄河流域发展了彩陶文化，这时陶针亦随之出现了。

金属针的应用，大约开始于青铜时代。我国夏、商、周时候，已发明冶金术。从石器时代进入了青铜器时代，金属的医疗工具，逐渐扩大使用范围。在内蒙古达拉特旗树林召镇，从一批古铜器中发现一枚青铜砭针，长 6.4 厘米，形状很像头道洼新石器时代遗址的砭石。据考证，这是战国到西汉时代的器物。如扁鹊治病"厉针砭石"是针砭并用，他所用的针是金属制的，不是骨针、竹针，更不是石针。

之后，发明了冶铁术，在铁器普及应用于生产之后，铁针亦随之广泛地应用于医疗。到战国时代（公元前475—公元前221年），发展了炼钢技术，于是针具的制作和应用才达到比较精细的阶段。《黄帝内经》中记载的"九针"，就是在青铜时代萌芽，到铁器时代才发展完成的。

其后，随着生产的发展，又出现了金针、银针、马衔铁针、合金针等。1968年在河北满城的西汉刘胜墓中，出土的九枚锐利的金针和五枚残损的银针，形状与九针中的锋针、圆针、圆利针、毫针相合。这证明早在两千年前我们祖先就已应用金、银等贵重材料制造医针，可见对针刺疗法的重视程度了。现代所用的针具大多是不锈钢制作而成的，既坚韧又不易生锈，优于其他材料。但实践证明其他所有针具的疗效均不如金针。

针具的演变源于砭石，前已谈到，砭石有三种类型，形如细石棒形（扁形）的称为针石，由针石演变出九针中的锃针、大针、长针、毫针、圆针、圆利针；形如锥形的砭石，称为镵石，由镵石演变出九针中的大针、长针、毫针、圆利针、锋针、镵针；形如刀形的，称为砭石，由砭石演变出九针中的铍针。

九针中的锃针演变成近代的推针（用于推针疗法）；九针中的大针，演变成现代的火针（用于火针疗法），演变成现代的赤医针（用于赤医针疗法），又演变成现代的巨针（用于深刺和透针疗法）；九针中的长针演变成现代的巨针、芒针（用于芒针疗法），又演变成现代的毫针；九针中的毫针，演变成现代的芒针、皮内针（用于皮内针疗法），又演变成现代的毫针。现代的毫针疗法，推演出头针疗法、面针疗法、鼻针疗法、舌针疗法、唇针疗法、指针疗法、腕踝针疗法、足针疗法，经络—穴区带疗法、耳针疗法、神经针疗法，这是其一。毫针疗法又推演出穴位注射疗法，其中包括水针疗法、小剂量药物穴位注射疗法、穴位封闭经络疗法、气针疗法、穴位充氧疗法等。这是其二。毫针疗法还推演出电针疗法，其中包括电兴奋疗法、电兴奋点疗法、直电流（药物）离子导入法、淋巴结刺激疗法等，这是其三。九针中的圆针演变成近代的圆头针；九针中的锋针演变成近代的三棱针（用于三棱针放血疗法）；九针中的镵针演变成近代的皮肤针（用于皮肤针疗法），又演变成滚刺针（用于放血疗法）；九针中的铍针演变成现代的小眉刀、割刀（用于穴位埋线结扎法、穴位强刺激割治疗法、挑治疗法），又演变成现代的陶瓷片（用于陶针疗法）等。

二、九针针具

《灵枢·九针十二原》曰："九针之名，各不同形。一曰镵针，长一寸六分；二曰圆针，长一寸六分；三曰锃针，长三寸半；四曰锋针，长一寸六分；五曰铍针，长四寸，广二分半；六曰圆利针，长一寸六分；七曰毫针，长三寸六分；八曰长针，长七寸；九曰大针，长四寸。镵针者，头大末锐，去泻阳气；圆针者，针如卵形，揩摩分间，不得伤肌肉，以泻分气；锃针者，锋如黍粟之锐，主按脉勿陷，以致其气；锋针者，刃三隅以发痼疾。铍针者，末如剑锋；以取大脓；圆利针者，大如氂，且圆且锐，中身微大，以取暴气；毫针者，尖如蚊虻喙，静以徐往，微以久留之而养，以取痛痹；长针者，锋利身薄，可以取远痹；大针者，尖如梃，其锋微圆，以泻机关之水也。"由经文而知，今分述之。

（一）镵针

本针长一寸六分，末端一分尖锐，用于浅刺皮肤泻血，治头身热证等疾患。

（二）圆针

本针长一寸六分，针身为圆柱形，针头卵圆，适用于邪在分肉的疾患，作按摩用。

（三）锟针

本针长三寸五分，针身大而尖圆，适用于邪气在血脉的疾患，不宜深刺。

（四）锋针

本针长一寸六分，三面有锋。近代的三棱针，即其遗制，适用于热毒痈疡或经络火痹等疾患，放血用。

（五）铍针

本针长四寸，针身尖如剑锋，适用于痈疽等疾患，切开排脓等外症割治用。

（六）圆利针

本针长一寸六分，针头微大，针身反细小，圆而且利，能治急性疾患及痛、痹等证，可以深刺。

（七）毫针

本针长三寸六分，针身与针尖都很细，能治痛、痹等疾患。

（八）长针

本针长七寸，针尖锋利而针身较细，能治疗日久的痹证。

（九）大针

本针长四寸，针尖略圆，能治疗水气停留于关节部位的疾患。

三、现代针具

现代针刺疗法的主要工具，当首推毫针。毫针是由古代九针中的毫针等演变而来的，由金、银、铜、合金等材料制造而成。

毫针由针尖、针身、针根、针柄、针尾五部分组成。

毫针的规格：按长度来分，有半寸（15毫米）、一寸（25毫米）、一寸半（40毫米）、二寸（50毫米）、二寸半（65毫米）、三寸（75毫米）、四寸（100毫米）、五寸（125毫米）、六寸（150毫米）。按粗细分为二十六号（直径为0.45毫米）、二十八号（直径为0.38毫米）、三十号（直径为0.32毫米）、三十一号（直径为0.30毫米）、三十二号（直径为0.28毫米）等；按针柄可分为长、中、短三种类型；按针柄的形状可分为圆圈柄、盘花柄、平柄、管柄等数种。

前面所提到的各类型毫针，临床应用时，均须具备。其中1.5~3.5寸长和26~30号粗细的毫针较为常用。

毫针的质料：现代多采用不锈钢材料制造。因不锈钢针具有刚、柔、弹性、防锈、光滑、耐热、价廉等优点，而铁针和普通钢针，则容易氧化而生铁锈。金针、银针虽然不易生锈，但价格昂贵，而且质地软，所以亦较少采用。

在选择毫针时，针尖须圆而不钝，但也不宜太尖锐，以形如松针叶尖者为最佳，并要求无卷毛或钩曲；针身以挺直、光滑、坚韧而富有弹性为最佳，要求无斑驳、锈痕、曲折，并且上下要匀称。针根要求坚固，并要求无腐蚀损伤情形；针柄以金属丝均匀而紧密缠绕，便于捻转，不宜过长或过短。

对于毫针，在运用时，要求医者善于对毫针进行检查。检查主要包括针尖、针身和针柄。

针尖：要检查其是否卷毛或钩曲。可以一边捻针，一边用手指抵扶针尖，如果针尖有钩曲，即可觉察出来，若针已消过毒，可用干棉球裹住针身下段，另一手将针随转随退，如果发觉不光滑或退出时针尖上带有棉絮者，此针不可使用。

针身：若针身弯曲或斑驳明显者，肉眼显而易见。若不明显者，可将针体平放于桌面上，徐徐滚动，发现某处和桌面不能贴紧者，即为弯针处。至于针身不明显的斑驳处，仔细观察即可发现，或用放大镜会一目了然。

针柄：主要检查其是否松动，可用右手拇、食二指执针柄，左手拇、食二指紧紧捏住针身，试行拉拔或捻动，即可发现毛病所在。

对检验不合格的针具，可进行一般性修理。如针尖卷毛或断折时，可用细砂纸或细磨石（以油砂石为佳）按所需要的松针形角度重新磨尖；对针身弯曲的松针形角度重新磨尖；对针身弯曲而无折角者，用指捋法拉捋数次即可，亦可以用特制的竹夹拉刮至直。至于针身有轻度斑驳者，亦可用细砂纸擦除至光。

毫针的存放要得当，在用煮沸消毒时，宜用纱布包好，以免在煮沸消毒时针尖与消毒锅壁碰撞，而引起卷毛或钝折。毫针使用之后，必须用棉花或纱布擦净，放在特制的针盒、针管、针夹内，并要有保护针尖的措施。

四、其他现代常用针具

现代常用针具，除毫针之外，尚有三棱针、皮肤针、皮内针、芒针、陶针、锟针、赤医针、火针等。

（一）三棱针

本针具是尖端呈三角棱形的锐针，其针体较一般针要粗一些。其材质现代用合金为主，以不锈钢原料为常见。就其形状而言，亦有粗细、长短等多种形状。三棱针是由古代九针中的锋针演变而来的。三棱针多用于刺血，属于泻法针具。适用范围有局部皮肤充血和络脉瘀血，以及实热型疾患等。操作时，分点刺法、散刺法、划刺法等。运用三棱针刺血时，下手宜轻，出血宜少，万不可用力过猛，以免出血过多。对于虚弱型人、孕妇及易出血体质者，均不宜使用三棱针进行治疗。

（二）皮肤针

皮肤针具大致可以分为小锤式和滚筒式两大类。

小锤式的有皮肤针、七星针、梅花针、罗汉针和丛针等不同名称，由于多适用于小儿，故又称"小儿针"，这些不同名称的皮肤针具，从其构形上来看大同小异，主要差别在于针体数目的多少及针体位置的安排。

另一种类型，是特制的滚刺筒，称为滚筒式皮肤针。

使用时，小锤式的以弹刺、压刺为主要操作方式。其要领是指力、腕力和膊力融为一体，并使力暴发于皮肤针体之尖端。滚筒式皮肤针的使用，在经过消毒后，手持筒柄，将针筒在皮肤上来回滚动，要轻重适宜，可使刺激范围成为一个狭长的面，或扩展成一片广泛的区域。

本针法轻叩（弹刺）不出血为补；重扣（压刺）出现明显红色面或出血为泻。

本针法是由古代九刺中的扬刺、半刺及毛刺演变而来的。

（三）皮内针

皮内针分为两种：一种是颗粒状皮内针。它是用粗细为 30 号、32 号合金丝制成 1.5 厘米长的针具，针柄极小，约为半粒大的麦粒状，所以又称为麦粒状皮内针；另一种是揿钉型皮内针，它用的材料是同样的合金，其针柄为揿钉型。

皮内针的操作与运用，是将针刺入皮内，并较长时间固定于该处的一种治疗方法。留针的部位以不影响人体正常活动为基本要求。其治疗性质属于泻法范畴。

（四）芒针

芒针是一种特制的针具，它由九针中的毫针演变而成。其形如毫针，但针身、针柄均较毫针为长。

它的针身有五寸、七寸、八寸、一尺、一尺五寸、二尺、二尺五寸、三尺等不同长度，它的粗细有 29 号、30

号、31 号、32 号等数种规格，其针柄的长度与针身的长度有关。

（五）陶针

陶针来源于砭石。《本草纲目》曰："瓷针刺病，亦砭之遗意也。"因此，它是以瓷片或陶片制作的治疗疾病的工具，称为陶针。

陶针针刺部位比较表浅，其治病理论和皮肤针相似，都是刺激了人体的皮部和络脉，通过经络的传导和调节而达到治疗目的。

陶针刺法，不同于其他刺法，有其独特的刺激部位。

（六）鍉针

鍉针为九针之一，近人称为"推针"。其长为 3~4 寸，以粗钢丝制成，也有采用骨质或硬木制成的。本针具的特点是针头钝圆，不致刺入皮肤，针柄有骨质、木质或用铝丝缠绕，因此，本针具用于穴位表面的推压。

（七）赤医针

赤医针分为钢针和套管针两种。钢针用不锈钢制成，呈钉形，针尖稍钝，常用的针长为 2.5 寸，直径为 1.2 毫米（用于赤医穴，位于第六胸椎棘突上缘）；长 2 寸，直径为 1 毫米（用于背部穴位）；长 4.5 寸，直径为 0.6 毫米（用于新环跳，位于尾骨尖旁开 3 寸处；肩三针，位于肩髃穴及腋前皱襞尽头上 1 寸、肩后皱襞尽头上 1 寸）；长 2.5 寸，直径 0.6 毫米（用于踝边穴，位于外踝下缘）。

套管赤医针，用直径 1~1.2 毫米的不锈钢管制成，在针体侧壁钻了 3~4 个小孔，这种针具的特点是便于在针刺或留针过程中注入药液。

（八）火针

火针古称"燔针""焠针"，粗细长短不一，质料亦有钢、铁、铜、银的不同。一般使用的火针长为 3~4 寸，直径在 0.5~1 毫米之间。

常见的有如下几种形式：用于单手深刺的，其形状与毫针相似。其不同之处是针柄多用竹质或骨质；用于浅刺的，其针身比较细短，在 1~2 寸之间，装在一个木质柄上，便于叩刺；有的火针为了加强刺激，在木质针柄上同时装上了 3~9 枚钢针，与皮肤针头很相似，称为多头火针。

除上述的一些针具外，尚有以指代针的点穴疗法，称为"指针疗法"。还有用蜡液加温的蜡针，把药物制成液体注入穴位的"水针疗法"，以及把空气注入穴位的"气针疗法"。此外，还有"耳针疗法"的耳针、"头针疗法"中的头皮针、磁疗法中的磁圆针等，就不一一介绍了。

第二节 指法练习法

针刺疗法是由手指操作针具，运用手法，刺进穴位，并进一步在穴位内施行一定的手法，从而通过调整疾病的虚实、寒热、气血，而达到治疗疾病的目的。

手指操作针具的力量叫指力，指力不仅来源于手指，而且要依靠腕、指的协调配合。针刺手法的准确与得心应手，全靠指力与指法的过硬基本功。

一、基本功练习法

这是练习针刺手法的基础功夫，古人称它为"运掌练气法"。尽管从整体来看本法是一种强健身体、预防疾病的养生方法，但对于指掌运动力量的增强，其作用更为显著，从而对针术手法的操作，会收到预期的功效。譬如施行补泻手法时，如果掌指力量充足，则推捻刮技术才能运用自如。再如施行烧山火、透天凉手法的呼吸运气，如果缺乏运掌练气的功夫，则凉、热的感觉就不会明显地产生。

运掌练气的主要作用在于锻炼周身之气，其具体内容为沉、浮、偏、侧、伸、屈、旋、平——运掌八法。

运掌八法的操作要点是出掌时肘关节以上要用力沉重，肘关节以下要用力轻浮；回掌时肘关节以下要用力沉重，肘关节以上要用力轻浮。无论出掌还是回掌，用力沉重还是轻浮，都要以升提元气、固定精神、思想宁静、纯一不乱为原则。

（一）运掌八法的操作步骤

1.首先立正，两手下垂，掌心向内覆于两股部的外侧，成立正姿势。要求摒除杂念，思想宁静，轻闭口齿，舌抵上腭。在呼吸调匀后，由两脚心（涌泉穴）轻微向上吸气，提至丹田，徐徐呼气一口，再从丹田向上吸气提至膈下，由膈下通行于右上肢肩端。此时两足向外分开1尺（1尺约33.33厘米）许，膝关节略屈，上身微向下蹲，不要过度用力，同时将右上肢抬起屈肘上举，高与肩齐，掌指伸平，掌心向下，拇指平胸部正中上方贴近天突穴处。左上肢则屈肘伸掌，按于腰侧髂骨部，固定姿势，左掌四指向前，拇指向后。随即将右掌向前外横伸，这叫出掌。出掌时，要后重前浮，即肘上用力要沉重，肘下用力要轻浮。出掌后即屈肘内旋，将掌回至正中上方，这叫回掌。回掌时，要前沉后浮，即肘下用力要沉重，肘上用力要轻浮，这样一往一来，一伸一屈地运掌十次左右，即暂为停止，恢复原来的立正姿势。

2.当右掌运动结束后，候呼吸调匀，再运左掌。从起式到收式，一切运动规律与运右掌基本一致。只是左右形式变更而有所区别，这样两掌交替运动。初学的时候每次操作时间以10分钟为宜。

3.当左、右两掌交互运动熟练后，就可以双掌同时练习。其具体操作法是：立正后，仍由两脚心（涌泉穴）起提气上至丹田，由丹田吸气至膈下，再由膈下将气分向左右上肢两侧，达于两肩端。同时两足外移，双掌上举，屈肘内旋至胸部。两拇指贴近胸正中两侧锁骨下方，两手四指相对端平，掌心向下，高与肩齐，随即将左右两手同时出掌、回掌，方法与单练时基本相同。如此往来伸屈十余次后，如果上肢与周身气力尚未感到疲劳不支时，可适当增加运掌伸屈次数，但以不疲劳为度。

（二）运掌八法的注意事项

1. 无论出掌、回掌，都是复掌势，掌心向下。伸屈运动时，要始终保持掌、肘、肩在同一平面上，不要偏高或偏低。

2. 伸屈运掌时，下肢的姿势要固定，膀部不能弯，胸要挺起，不可前俯后仰或随掌屈伸而左右移动。

3. 伸屈往来运掌，要相互衔接，连贯一气，以左右上肢的运动力带动周身的气血运行。同时也使身体各部随着运掌活动而气化运行不息。

4. 对于初学者，先运右掌结束后，必须调匀呼吸，气力恢复后，再运左掌，如感到有心悸、气促状态，可稍事休息，缓步运动2~3分钟。待呼吸恢复正常后，方能再继续运左掌。

5. 双掌同时运动时，运掌力量要保持左右平衡。同时也要注意两掌、两肘、两肩在同一水平面上。

6. 预备势与收势同，起势与回掌势同。

7. 此外，还必须重视以下几点问题：

（1）无论是一侧或两侧运掌，结束后都要散步 4~5 分钟，以流通气血，活动四肢肌肉关节。

（2）运掌时，不宜过饱或过饥。最好于每晚临睡前或早起后练习。

（3）精神过度疲劳或疾病初愈，正气未复时，不宜勉强练习运掌法。

（4）对于初学者，在一周内出现的上肢肘、臂痛楚不舒，属于正常现象，不可停止，经一周后，就会出现运掌后全身舒畅，气力活泼，与未练习运掌前相比有一种轻松感。

（5）每次运掌时间以 10 分钟左右为宜。熟练后可延长至 15~20 分钟，以体力感到不疲劳为度。

除上述的七点应注意的问题外，还应从机理上对本法有一个正确的认识。

本法的机理大致如此：运掌时，先由涌泉提气至丹田，能滋养肾气。涌泉为肾经的井穴，先天之本在肾，肾之先天气充足，则后天胃气调和，血液流行通畅，故能开胃、护心、宁神、增强内脏生理活动机能。

此外，由丹田吸气上提至膈下，再运行于上肢，往来伸屈活动，可使三处元气通达于周身。伸屈、回旋的运动最能够增强上肢指掌关节的力量。

二、徒手腕、指练习法

本法主要是练习腕、指的配合作用。练习时，上肢肌肉要放松，专心宁神，排除杂念。

具体操作法是：拇指平伸放在稍弯曲的食、中指腹前端，开始时要调匀气息，当拇指向后拉的同时，食、中指则向前推移，这是推动针旋转的基本动作，同时，腕部要随着惯性向前下方伸展，这三个动作要同时做，此是本练习法的关键之一。

运用上法练习，一定要耐心，反复多练。经过反复多次练习，若能达到腕、指动作协调自如，则基本功已成大半。

每次练习时间以 10 分钟左右为宜，在练习时，不可有急躁心理，一定要平心静气，意归心宁。

在本法练习时，一定要注意气息的来源，其气息来源要自膈下而起。练习若干次后，若有握针在手的感觉，则已基本成功。若兼无疲劳之感，则功夫已到家。

本法的练习是运掌八法的进一步延续。因此本法的练习应在运掌八法练习之后。从气息上来讲，运掌八法把气息由涌泉提至丹田，由丹田提至膈下，而本法则是上接来自涌泉、丹田、膈下之气，而使其力量集中于腕指部位。

三、指力练习法

本法主要是指力强度的练习，分为单手指力练习与双手指力练习两种情形。

（一）单手指力练习法

本法练习的材料，可用细草纸、毛边纸，或柔软的废纸（或者薄一些的废书、纸本），折成 7~8 厘米见方，约厚 2 厘米的方形纸板一块（长方形亦可，用棉纱绕扎数圈，最好扎成井字形，使之牢固)。

练指力时，左手灵活平执纸块（或把执纸块手支撑于某处），右手拇、食、中三指夹持针柄，先让针尖垂直于纸块上，右手拇指向前（食、中指相应向后）、向后（食、中指相应向前）交替捻转针柄，使针体顺。逆时针方向旋转于 30~360 度之间，转速可先慢后快，或由慢到快，同时手指随着腕关节向下逐渐施加压力，随着转速的加快，施加的压力或由小而大。不可使针身弯曲，当针身透过纸块后，拔出，另换一处再练。

本练习法，在进针时，一般都是拇指向前捻动针柄，同时施加压力，使针一捻即进为佳。退针（或称为启针）时，拇指向后捻转，再靠手腕给一提力，用手指把针拔出纸块。

练习的时间，每次以 10 分钟左右为宜，但也可加长时间，以手指不疲劳为度，要经常反复地练习。

经过较长时间的反复练习后，如果能达到进针灵活、力量均匀、自如轻巧，则指力已达相当水平，若要进一步提高，还需继续加强苦练，若能轻松地刺透较软的木块

（如红松等），则指力水平就比较高了。

本法练习一开始使用 1~1.5 寸的毫针，在熟练的基础上逐渐改用较长的针。

（二）双手指力练习法

这里所介绍的是双手同时练习捻转、提插、刮针等各种针刺手法中的指力有关练习。如果左右手同时练习，可使上肢两侧的活动力量平衡，在实际临床上，既可用单手，亦可使用双手。

所用练习工具，可取一长方形木板，长 6 寸、宽 3 寸，厚薄皆可。另用白布将棉絮包成长方形块状，置于木板上，以白线将木板与棉块层层缠绕坚实，高度以 3 寸（1 寸约为 3.33 厘米）为宜（或以多层棉纸垫于木板上，厚度亦要达 3 寸），四角用针固定。

练习时，用 2.5 寸或 3 寸的不锈钢针 2 枚，左右手同时持针，进行提插、进退、捻转等方面的练习。可首先双手同时练习"左右捻转"法，即平补平泻法。在此基础上，进一步练习"捻转插进、捻转提出"，并逐渐由浅入深。这种练针法，将给催气、进针、出针、补泻等手法打下良好基础。

经过多次反复的练习，达到熟练自如之后，再练习"拇前食后捻转法"，此即补法的练习。具体是这样操作的：拇指向前，食指向后，动力在于食指，捻转角度要小，插针时用力要重，提针时用力要轻。亦要左右手同时练习，直至熟练自如为度。

然后，再练"食前拇后捻转法"，此即泻法的练习。具体是这样操作的：食指向前，拇指向后。动力在于拇指。捻转时角度要大，插针时用力要轻，提针时用力要重，亦要双手同时反复练习，并且加进去"摇撼针柄"的动作。

以上双手同时练习，虽然前者动力在于食指，后者动力在于拇指，但从整体来看，动力应来源于整个掌指。其要领又在于双手所练手法要一致，不仅捻转方式、角度、速度、用力大小一致，而且提插的深、浅亦要求同等。只有双手同时熟练自如，才算达到一定的水平。

四、手法练习法

前文中已把手法的练习做了介绍，这里仅用其他不同方式，把单手手法练习加以说明。可先取一些棉絮，用水浸透，压出水后晾干，再用细棉纱线把棉絮绕扎成球状，外裹一层白布，最后制成一个直径7~8厘米的棉球，要求外紧内松。

练习时，用前法进针后，右手持针，左手把持棉球，先用3寸左右的针进行练习，重点练习捻转、提插，并按各种针刺姿势和操作手法进行反复练习。在捻转、提插的基础上，对一些补泻复合手法亦可进行练习，如三进一退、一进三退等；此外，对一些针刺辅助手法，如弹法、刮法、摇法、飞法等，都可以充分练习，直至熟练自如为度。

五、人身练针法

在上述各种指法、针法练习的基础上，作为向患者针刺的过渡阶段，要进行人身练针，此时受针的对象不是自己本人，就是其他学员，学员之间交替互练。

练针时，可先在四肢部分的一些穴位上开始，如选用足三里、三阴交、合谷、内关等，亦可在下腹部取气海、关元一些补穴来练。

练的顺序是先练进针法，至少痛或无痛；再练针下"得气"或如何"催气""候气"等；进一步练习针感的传导与传导的方向，以及能否控制传导方向等；最后再练习一些基本的补泻手法；在此基础上，练习一些较复杂的补泻手法，而且这种自身练针，要贯穿到已经开始临床针治之后。

总之，指力、手法的练习，在于持之以恒。对于初学针刺疗法者很有必要。对于已经临床工作，或者工作多年的医者来说，亦仍十分必要。因为不同的练习阶段，会有不同的心得体会，而且是升到一个高度，才可能了解到这一高度的情形。同时，越是向上升进，才越是能感觉出自身的不足与攀登的可贵。

但是，指力与针法的练习，不管已经达到何种境界，基本的操作练习将永远是基础。

第三章　刺法概述

为了更好地阐述手法，当先从刺法入手进行探讨。历代刺法，是我们祖先在长期针刺治疗实践的基础上总结出来的一些丰富治疗经验的操作方法，这些刺法载于《黄帝内经》《难经》和以后历代的一些针灸专书中。这些方法不仅在历史上有过光辉的价值，而且对于现代的针刺疗法仍有着巨大的影响和积极的指导作用。因此，不仅有学习的必要，更有深入研究与探讨的价值。

第一节　《黄帝内经》刺法

《黄帝内经》中关于刺法的论述很多，其中有"三刺""五节刺""九变刺""十二节刺"等。今分述如下：

一、九刺法

本刺法又称为"九变刺"，即以九刺应九变也。

（一）输刺

《灵枢·官针篇》曰："输刺者，刺诸经荥输脏腧也。"这是一种治疗五脏疾患的针刺方法。《灵枢·寿夭刚柔篇》曰："病在阴（指体腔）之阴（指五脏）者，刺阴（指六阴经）之荥输。"由于背为阳，腹为阴，因此，第一个"阴"指体腔而言，在体腔内有五脏，亦有六腑，由于腑为阳，脏为阴，所以第二个"阴"指五脏而言。刺阴之荥输的"阴"，明显指阴经而言。《素问·咳论篇》曰："治脏者治其腧。"因此，本刺法是指治疗五脏的疾患时，要针刺四肢部位的井、荥、输、经、合（其中主要指刺"荥"穴和"输"穴）和背部的背俞穴而言。由于它突出针刺本输穴的作用，所以称之为"输刺"。

目前临床上治疗五脏疾患时，仍以此法为准绳。如肺病取太渊、肺俞，肾病取太溪、肾俞等。

（二）远道刺

《灵枢·官针篇》曰："远道刺者，病在上，取之下。刺腑腧也。"因此，本刺法是指病在上，取下肢阳经的腧穴进行针刺的一种治疗方法。正如《灵枢·刺节真邪篇》曰："刺腑腧，去腑病也。"由此又可知道，本刺法是一种治疗六腑病的针刺方法。亦进一步提到了"合穴"治疗脏腑病的重要作用。《灵枢·邪气脏腑病形篇》中曰："合治内腑。"《素问·咳论篇》中亦曰："治腑者治其合。"以上两条经文，亦都阐明了这一道理。因此，本针法是治疗腑病的一种刺法。

(三) 经刺

《灵枢·官针篇》曰："经刺者，刺大经之结络经分也。"本刺法是指针刺经脉所经过处有结聚现象的地方，如瘀血、硬结、压痛等。具体而言，是指刺与患病局部同一经脉的结聚不通的部位。

由于本刺法是直接针刺大经，所以把这种刺法称之为"经刺"。

因为本刺法的刺激点不以穴位为限，而是以经取之，所以这种刺法很受近代重视。如"经络触诊法"和以触诊所得的阳性反应处为刺激点的治疗方法，均源于此。

(四) 络刺

《灵枢·官针篇》曰："络刺者，刺小络之血脉也。"本刺法是指刺体表细小络脉的一种刺法。主要用来治疗各种血瘀或血热的病证。由于本刺法的刺激点在络脉上，所以称为"络刺"。

现代临床上所用的各种浅刺放血疗法，如三棱针刺法、小眉刀放血法、皮肤针或滚刺筒重刺放血法，都是由本刺法发展而来的。另外，刺络拔罐法也是在本刺法的基础上，又结合拔罐法的一种综合疗法。

(五) 分刺

《灵枢·官针篇》曰："分刺者，刺分肉之间也。"本刺法是指直接针刺肌肉间隙而达深层近骨处的一种刺法。

由于古人将深部近骨处的肌肉叫作"分肉"，因此把此种刺法，称为"分刺"。

本刺法主要用来治疗肌肉酸痛等病证。这种刺法，现代临床亦颇多应用。

（六）大泻刺

《灵枢·官针篇》曰："大泻刺者，刺大脓以铍针也。"本刺法是一种利用九针中的铍针切开排出脓血的刺法。

本刺法针灸临床多已不用，已归属于外科范围。

（七）毛刺

《灵枢·官针篇》曰："毛刺者，刺浮痹皮肤也。"本法是指用短毫针在病患处的皮肤表面进行浅刺的一种刺法，用来治疗皮肤麻木不仁一类疾患。

（八）巨刺

《灵枢·官针篇》曰："巨刺者，左取右，右取左。"本刺法是在身体一侧（左或右侧）有病时，对侧的脉象出现异常，针刺对侧（右或左侧）经穴的一种针刺方法。

这种刺法现代临床仍广泛应用。结合远道刺，在治疗四肢伤痛时应用。如脚扭伤，只要及时治疗，左脚扭伤，取右手同样部位针刺，一般 1 次而愈。

（九）焠刺

《灵枢·官针篇》曰："焠刺者，刺燔针则取痹也。"本刺法是将针烧红（一定要烧得通红）后快速刺入体表的一种刺法。由于这种方法是焠（烧）后再刺，所以称"焠刺",后世称火针疗法。

《灵枢·经筋篇》曰:"治在燔针劫刺……以痛为输。"又曰:"焠刺者,刺寒疾也,热则筋纵不收,无用燔针。"因此,本刺法主要用来治疗寒痹,而取局部酸痛之处。此外,本刺法还可以治疗瘰疬病、乳痈等疾病。

二、十二节刺

十二节刺,又称为十二刺法,是十二种古代刺法。岐伯曰:"凡刺有十二,以应十二经。"

(一) 偶刺

《灵枢·官针篇》曰:"偶刺者,以手直心若背,直痛所,一刺前,一刺后,以治心痹。刺此者,傍针之也。"本刺法用于在前胸后背相对应的部位按压,找到压痛部位,然后一针刺在胸前,一针刺在背后,针要斜刺,避开内脏,不可深刺,以防刺伤内脏。本法主要用来治疗胸痹(心胸痛)。

由于这种刺法是前后对偶而刺,所以称为"偶刺",亦称为"阴阳刺",现代在治疗腑病时所用的"前后配穴法"或称"俞募配穴法",即由本刺法发展而来。

(二) 报刺

《灵枢·官针篇》曰:"报刺者,刺痛无常处也。上下行者,直内无拔针,以左手随病所按之,乃出针复刺之也。"本针刺法用于治疗没有固定位置的疼痛。其操作方法是:先找到痛处,即直刺一针,并留针不拔。而以左手循按局部，找到另一个痛处后，先将前针拔出，再在第二个痛处刺。"报"有"复"的含义，因其刺而复刺，所以称为"报刺"。

（三）恢刺

《灵枢·官针篇》曰："恢刺者，直刺傍之，举之前后，恢筋急，以治筋痹也。"本刺法用于治疗筋痹（即肌肉痉挛、疼痛等疾患）。

本刺法的操作方法是：将针从肌腱的侧旁刺入，直对肌腱（病痛的肌肉）处，一前一后横卧多向透刺，并且上下、前后、左右摇动针体，以促使肌肉弛缓。

古时"恢"作"大"解，由于多向透刺，能扩大针刺影响，故称为"恢"刺。

它与"关刺"虽同属于刺肌腱的方法，但这两种刺法各有自己的特点，关刺是从正面单向直刺，恢刺则是从侧旁横针多向透刺。这两种刺法，在临床上可以参合应用。

现代用巨针刺激挛缩的肌腱，以起松解作用的方法，就是在这两种刺法的基础上发展起来的。

（四）齐刺

《灵枢·官针篇》曰："齐刺者，直入一，傍入二，以治寒气小深者，或曰三刺。三刺者，治痹气小深者也。"本刺法用来治疗受病面积不大而受病部位较深的痹证。

具体操作的方法是：先直对病所中央直刺一针，再从两旁刺入两针。

因为三针齐用，故本刺法称为"齐刺"；又因为刺入三针，所以本刺法又称为"三刺"。这种刺法，往往用在局部压痛点处，收效甚好。

（五）扬刺

《灵枢·官针篇》曰："扬刺者，正内一，傍内四，而浮之，以治寒气之博大者也。"本刺法用来治疗受病部位较浅而范围较大的痹病。

具体操作方法是：先在患部中央直刺一针，四周斜向中心横卧透刺四针。

这种刺法，分散而浮浅，含有"扬散"之意，故称为"扬刺"。目前在治疗一些皮下结节或肿块时，常采用这种针法。

（六）直针刺

《灵枢·官针篇》曰："直针刺者，引皮乃刺之，以治寒气之浅者也。"本刺法用于治疗寒气侵犯比较浅表组织的疾病。

具体操作的方法是：要卧针直刺，用押手将患部皮肤夹起后，再将针横刺入皮下。

现代所用的头部皮下透刺、赤医针和巨针的沿皮下透刺都是由本针法演变而来的。

（七）输刺

《灵枢·官针篇》曰："输刺者，直入直出，稀发针而深之，以治气盛而热者也。"本刺法是用来治疗气盛有余的热性病病证的针刺方法。

具体操作的方法是：将针直入直出地进行深刺，取穴少，在每个穴位上施术时，刺入快而拔出慢。

由于本针法能通泄热邪，"输"有"通"的含义，所以本针法称为"输刺"。本针法用于现代临床较为常见，如强泻法即此类也。

（八）短刺

《灵枢·官针篇》曰："短刺者，刺骨痹，稍摇而深之，致针骨所，以上下摩骨也。"本针法是用来治疗"骨痹"的针刺方法。

具体操作方法是：进针时要稍加摇动针柄，其要领是边摇边进；深刺直达骨骼，其要领是缓慢刺入，然后在近骨骼处上下提插。

"短"有"促"的含义，是指进针接近骨部而言，所以称为"短刺"。本针法可以说是对"输刺"法的有力补充。

（九）浮刺

《灵枢·官针篇》曰："浮刺者，傍入而浮之，以治肌急而寒者也。"本刺法是用于治疗寒性肌肉痉挛的一种针刺方法。

具体操作的方法是：从患处的旁侧斜刺进针，并向肌层横外透刺，本针法与刺肌层的其他几种刺法相比较要浅一些。

由于横外透刺进针比较浅，所以称为"浮刺"。这种刺法，目前针灸临床上仍广泛运用。

（十）阴刺

《灵枢·官针篇》曰："阴刺者，左右焠刺之，以治寒厥。中寒厥，足踝后少阴也。"本刺法是用于治疗寒性疾患的一种针刺方法，主要治疗"寒厥"。

具体操作的方法是：在取穴时同时取左右双侧的相对穴位（主要取阴经穴）进行针刺。例如，取足少阴肾经内踝后的太溪穴治疗手足逆冷、脉搏微弱的"寒厥"就有十分明显的疗效。

因为本刺法是双侧对刺，而且以阴经穴为主，又能治疗阴寒性质的疾病，所以本刺法称为"阴刺"。

现代加强镇静的定痛刺法，就是左右同时针刺，再配合留针或间歇运针等针法，就是在"阴刺"针法的基础上发展而来的。

（十一）傍针刺

《灵枢·官针篇》曰："傍针刺者，直刺、傍刺各一，以治留痹久居者也。"本针法是用于治疗顽固不愈的痹证（慢性风湿病）的一种针刺方法。

具体操作的方法是：在患部直刺和傍刺各一针，直刺的部位为患处的中央，傍针的部位可灵活掌握。本针法与齐刺法有相似之处，仅在针刺的数量上有所区别，都以强泻局部邪气为宗旨，临床上可相互参照使用。

本针法，由于是正傍配合而刺，所以称为"傍针刺"。

现代在受病的肌束上或静脉血管两侧排列针刺的"排针法"，就是由本刺法演变而来的。

（十二）赞刺

《灵枢·官针篇》曰："赞刺者，直入直出，数发针而浅之出血，是谓治痈肿也。"本针刺法是用于治疗"痈肿""丹毒"一类疾病的针刺方法。

具体操作的方法是：针要直进直出，即直刺入不停留而又直提出，如此多次反复。其要领是要多刺几下，但要刺得浅，达到出血的目的，从而使痈肿消散。

由于这种刺法有助于痈肿的消散，所以称为"赞刺"。

这种刺法，现代广为运用。

三、五刺法

岐伯曰："凡刺者五，以应五脏。"本刺法是适应与五脏有关病变的五种古代刺法。

（一）半刺

《灵枢·官针篇》曰："半刺者，浅内而疾发针，无针伤肉，如拔毛状，以取皮气，此肺之应也。"本刺法用于治疗肺部疾患，由于肺主皮毛，因此本针法亦治疗皮毛部疾患。

本刺法的具体操作方法是：针刺方式是快入快出，状如拔毛；其深浅度为入皮下而不伤肌肉；其手法是要准确掌握分寸。

因本刺法浅刺而速出，好像仅完成了针刺的一半，所以称为"半刺"。

本刺法与"毛刺"有别，毛刺只刺表皮，而本刺法是刺入皮肤而不伤肌肉。

（二）豹纹刺

《灵枢·官针篇》曰："豹纹刺者，左右前后针之，中脉为故，以取经络之血者，此心之应也。"本刺法是用于治疗一切心病的针刺方法。

本刺法的具体操作方法是：确定患处后，可在有关穴位或患处的前后左右多处刺破小血管，放出经络中的瘀血，从而起到消散经络中瘀血的作用。因心主血脉，故这种刺法与心脏相应。通常适用于"流火"之类的疾患。

由于本刺法针刺部位较多，形如豹皮的斑纹之点，故本刺法称为"豹纹刺"。

（三）关刺

《灵枢·官针篇》曰："关刺者，直刺左右，尽筋上，以取筋痹，慎无出血，此肝之应也；或曰渊刺，一曰岂刺。"本刺法是用于治疗肝病的一类古代刺法。因为肝主筋，所以本刺法可以治疗"筋痹"一类的顽症。"筋痹"的特征为四肢拘紧、关节疼痛、不能行走。

本刺法的具体操作方法是：直刺"左右尽筋"的部位。张介宾注曰："四膝关节之处也。"因此，本刺法的刺激部位是左右四肢关节周围的筋肉附着部（经筋）；针刺时要谨慎从事，不可出血。

关，指关节，因本法系针刺关节附近为主的刺法，所以称为"关刺"。本刺法亦称为"渊刺"或"岂刺"。但《针灸甲乙经》却把这两个名称归属到第四种刺法"合谷刺"之下，不知何为确切。

本刺法在现代临床中广为应用。

（四）合谷刺

《灵枢·官针篇》曰："合谷刺者，左右鸡足，针于分肉之间，以取肌痹，此脾之应也。"本刺法是治疗脾病的一种刺法，因脾主肌肉。所以本刺法可以用于治疗"肌痹"。肌痹是一种感受了寒湿之邪，皮肤肌肉全部发生疼痛的一种痹证。

本刺法的具体操作方法是：于患部将针刺到一定深度后，将针提到分肉间，向左右两侧各斜刺一针，成"个"字形，像鸡足一样。

合谷刺并非指针刺狭义的合谷穴，而是指刺人身的分肉部分。因为古人把肌束重叠会合处称为"谷"，所以本刺法称为"合谷刺"。

本刺法与现代的多向透刺法很相似，本刺法在现代临床应用中，多与"浮刺""分刺"相结合而综合多向透刺。

（五）输刺

《灵枢·官针篇》曰："输刺者，直入直出，深内之至骨，以取骨痹，此肾之应也。"本刺法是用于治疗肾病的一种古代刺法，因肾主骨，所以本刺法可以治疗骨痹，骨痹是一种骨痛、身重、有麻痹感、四肢沉重难举的病患。

本刺法的具体操作方法是：进针出针的动作都要较快，刺入要直达骨的附近。

输，有输送通达之意，与十二节刺中的输刺意义相同。这里主要特点是深刺直达骨骼，以疏泻骨节间的病邪，所以称为"输刺"。

现代临床上深刺关节周围的刺法，如肩髎透极泉等透刺法，多由本刺法演变而来。

四、五节刺法

《灵枢·刺节真邪篇》曰："黄帝问于岐伯曰：余闻刺有五节，奈何？岐伯曰：固有五节，一曰振埃，二曰发蒙，三曰去爪，四曰彻衣，五曰解惑。"

（一）振埃

《灵枢·刺节真邪篇》曰："振埃者，刺外经，去阳病也。"又曰："振埃者，阳气大逆，上满于胸中，愤瞋肩息，大气逆上，喘喝坐伏，病恶埃烟，鎬不得息，请言振埃，尚疾于振埃。"本刺法是治疗阳病的一种针刺方法，具体来说，是治疗阳气厥逆，阳邪在上而满积于胸中，引起气愤、耸肩而呼吸等症状，或胸中之气上逆，致发生喘喝有声，只能坐伏而不能安卧，在发病时怕见尘埃与烟熏。

本刺法的具体操作方法是：针刺外经。杨上善曰："外经者，十二经脉，入腑脏者，以为内经，行于四肢及皮肤者，以为外经也。"因此，外经是指浅表的经脉，取用手太阳小肠经的天容穴与任脉的廉泉穴，针刺天容穴时，不要超过5分钟；针刺廉泉穴时，若患者的面部血色改变，即当止针。

因本刺法的疗效，比拂去尘埃还要快，因此，命名为"振埃"。

本刺法运用于临床实践，确实能收到满意的效果，因此，为不少医者所常用。

(二) 发蒙

《灵枢·刺节真邪篇》曰："发蒙者，刺腑输，去腑病也。"又曰："夫发蒙者，耳无所闻，目无所见……刺此者，必于日中，刺其听宫，中其眸子，声闻于耳，此其输也。"本刺法主要治疗耳中无所闻，目中无所见的病变。

本刺法的具体操作方法是：选用六腑所属阳经的输穴。针刺这种目不能见、耳不能闻的病，必须在中午的时候，刺手太阳小肠经的听宫穴。因本穴为手太阳小肠经、手少阳三焦经、足少阳胆经三经的交会穴。使针感循着经脉循行的通路，直中眼中，还要使耳内听到作响的声音。

因为本刺法的疗效比启发蒙聩还要快，所以命名为"发蒙"。

临床实践证明，本刺法的疗效确实可观。

（三）去爪

《灵枢·刺节真邪篇》曰："去爪者，刺关节肢络也。"又曰："腰脊者，身之大关节也；肢胫者，人之管以趋翔也；茎垂者，身中之机，阴精之候，津液之道也。故饮食不节，喜怒不时，津液内溢，乃下留于睾，血道不通，日大不休，俯仰不便，趋翔不能。此病荣然有水，不上不下，铍石所取，形不可匿，常不得蔽，故命曰去爪。"本刺法治疗阴囊水肿，留聚积水，小便不通之症。由于本症的出现，就会导致四肢腰膝关节不利，难以前俯后仰，甚至不能行走。

本刺法的具体操作方法是：用铍针或砭石放水。

去爪的含义是把积聚的水排出体外，如同除去多余的指甲一样，所以称为去爪。杨上善曰："爪为人之爪甲，肝之应也，肝足厥阴脉，循于阴器，故阴器有病，如爪之余，须去之也。或水字错为爪字耳。"

本刺法，属外科的范围，目前临床上极少使用。

（四）彻衣

《灵枢·刺节真邪篇》曰："彻衣者，尽刺诸阳之奇输也。"又曰："是阳气有余，而阴气不足，阴气不足则内热，阳气有余则外热……取之于其天府、大杼三痏，又刺中膂，以去其热，补足手太阴，以去其汗，热去汗稀，疾于彻衣。"本刺法是治疗腑实脏虚、邪盛正衰的高热不汗症的一种针刺方法。

本刺法的具体操作方法是：取手太阴肺经的天府穴、足太阳膀胱经的大杼穴，各刺3次，再针刺足太阳膀胱经的中膂穴，以排除其邪热，且在足太阴脾经、手太阴肺经施行补法。杨上善曰："手太阴主气，足太阴主谷气，此二阴气不足，为阳所乘。阴气不泄，以为热病，故泻盛阳，补此二阴，阳去，二阴得实，阴气得通流液，故汗出热去，得愈。"

因为本刺法的疗效显著，比彻衣还要快，所以将本刺法命名为"彻衣"。

本刺法运用于临床，其奏效实为显著。

（五）解惑

《灵枢·刺节真邪篇》曰："解惑者，尽知调阴阳，补泻有余不足，相倾移也。"又曰："大风在身，血脉偏虚，虚者不足，实者有余……泻其有余，补其不足，阴阳平复，用针若此，疾于解惑。"本刺法主要治疗中风、半身不遂一类的疾患。

本刺法的具体操作方法是：泻其邪气的有余，补其正气的不足，用以平复阴阳偏盛的不正常现象。

运用本刺法，疗效的显著，等于很快地将迷惑解除了一样，因此，将本刺法命名为"解惑"。

本刺法，实为治疗中风证所致半身不遂的有效方法之一。

五、五邪刺法

所谓五邪是指气壅而肿、实邪、虚邪、热邪、寒邪的五类型病而言。五邪刺法是指治这五类型疾病的五种针刺方法。

（一）持痈刺法

《灵枢·刺节真邪篇》曰："凡刺痈邪，无迎陇，易俗移性。不得脓，脆道更行，去其乡，不安处所乃散亡，诸阴阳过痈者，取之其输泻之。"又曰："刺痈者，用铍针。"本刺法主要治疗肿和积聚的病症。其治疗采取消散的方法。

本刺法的具体操作方法是：不可迎着痈邪的锐热妄行泻法。对未化脓的痈当揉按其坚实处，或用导引等方法使气流行，在各条阴经或阳经上，如出现与痈邪有关的征象，即可循经取穴以泻之。若需切开排脓，当用铍针施术。本刺法除切开术外，其他治法在临床实践中仍有很高的实用价值。

（二）容大刺法

《灵枢·刺节真邪篇》曰："凡刺大邪日以小，泄夺其有余，乃益虚。剽其通，针其邪，肌肉亲视之，毋有反其真，刺诸阳分肉间。"又曰："刺大者，用锋针。"

本刺法是用来治疗实邪的一类针刺方法。

本刺法的具体操作方法是：连日针刺，并用泻法施术，猛攻病邪流通的所在，刺中病邪之处。同时又要从肌肉方面来观察邪正的脉色，以防以小作大。因实邪多在三阳，因此要用锋针刺诸阳经的分肉间，刺络放血。

本针法在现代针灸临床上仍常为医者所用。

（三）狭小刺法

《灵枢·刺节真邪篇》曰："凡刺小邪日以大，补其不足乃无害。视其所在，迎之界，远近尽至，其不得外侵而行之，乃自费，刺分肉间。"又曰："刺小者，当用圆利针。"本刺法是治疗虚邪的一种针刺方法。

本刺法具体操作的方法是：观察清楚虚实所在的部位，先补不足之经，而后泻其有余之经。针具以用圆利针为宜，刺激部位取分肉间。

本刺法在现代临床中，以毫针取代圆利针，如法施术，效果甚佳。

（四）寒邪刺法

《灵枢·刺节真邪篇》曰："凡刺寒邪日以温，徐往徐来致其神。门户已闭气不分，虚实得调，其气存也。"又曰："刺寒者，用毫针也。"本刺法用于治疗寒邪侵入人体的一类疾患。

本刺法的具体操作方法是：采用温补的手法，用毫针进行刺治。

本刺法与现代临床中针治寒邪的刺法是相同的。

（五）热邪刺法

《灵枢·刺节真邪篇》曰："凡刺热邪越而苍，出游不归乃无病。为开通辟门户，使邪得出病乃已。"又曰："刺热者，用镵针。"本刺法是治疗热邪致病的一类针刺方法。

本刺法的具体操作方法是：采用凉泻的刺法，使热邪速散，且使其散而不复，并放开针孔，使热邪有外泄的出路。

后世所用的透天凉与现代对热邪致病所用的透天凉针法，均由此刺法演变而来。

六、三刺法

三刺是指以针刺的深浅分为三种不同程度的刺法。后世所沿用的天、人、地三分法，就是仿此而来。

《灵枢·官针篇》曰："所谓三刺，则谷气出者。先浅刺绝皮，以出阳邪，再刺则阴邪出者，少益深，绝皮致肌肉，未入分肉间也；已入分肉间，则谷气出。故刺法曰：始刺浅之，以逐邪气而来血气，后刺深之，以致阴气之邪，最后刺极深之，以下谷气。此之谓也。"

（一）阳邪出刺法

本刺法是透过皮肤的针刺方法，其深度是仅入皮下。

其作用为疏泄卫分的阳邪，使血气流通，达到祛逐浅表邪气的作用。

（二）阴邪出刺法

本刺法是刺入皮下肌肉的针刺方法，其深度为较皮肤的浅层略深一些，刺进肌肉，而不到分肉之间。

其作用为疏泄营分的阴邪，使血气再进一步流通，从而达到宣散阴分邪气的作用。

（三）谷气出刺法

本刺法是出谷气产生针刺感应的一种针刺方法。其深度是刺入分肉间，达到应刺的最深度。

其作用为通导谷气（指水谷之气，一般是指胃气，是饮食中含有滋养成分的东西，这里的谷气是形容针下所出现的感应），发生感应，达到补虚泻实的作用。所谓由谷气所发生的感应，是指针下所产生的酸、麻、胀、痛等。

七、三变刺

《灵枢·寿夭刚柔篇》曰："黄帝曰：余闻刺有三变，何谓三变？伯高答曰：有刺营者，有刺卫者，有刺寒痹之留经者。"因此，所谓三变刺，就是根据不同性质、不同疾病，有三种不同的刺法。

（一）刺营法

《灵枢·寿夭刚柔篇》曰："刺营者出血。"又曰："营之生病也，寒热少气，血上下行。"本刺法是点刺放散瘀血的刺法。

其作用是治疗营分的疾患。营和血是一体的，营病的症状主要是寒热往来、呼吸短促不畅，邪在血分，还会出现血在上向下妄行的现象。因此刺营之法，点刺放瘀血而营病愈。

（二）刺卫法

《灵枢·寿夭刚柔篇》曰："刺卫者出气。"又曰：

"卫之生病也，气痛时来时去，怫忾贲响，风寒客于肠胃之中。"本刺法是疏泄卫气的针刺方法。

本刺法的作用是治疗卫分的病患，卫和气是一体的，卫病的症状主要是气痛，因为气无定形，所以时来时去，忽痛忽止。此外，还有腹部郁满不舒，或腹中奔动作响，这也是风寒外袭，邪客于肠胃的一类气痛。因此，本刺法以疏泄卫气为治疗大法。

（三）刺寒痹法

《灵枢·寿夭刚柔篇》曰："刺寒痹者内热。"又曰："寒痹之为病也，留而不去，时痛而皮不仁。"本刺法是刺寒痹而针后药熨，使热气入内。此外，亦可用火针刺法来施术。

本刺法的作用是治疗寒痹一类病症。寒痹的症状是寒邪停留于经络之间，因血脉凝滞不行，肌肉时常会发生疼痛，或皮肤有麻木不仁（不知痛痒）的感觉。因此，刺寒痹，必当用内热法。

八、巨刺法

本法虽属九变刺法中的一种，但在该法中仅仅指出"左取右，右取左。"《素问·缪刺论》曰："邪客于经，左盛则右病，右盛则左病。亦有移易者，左痛未已而右脉先病。如此者，必巨刺之，必中其经，非络脉也。"这里特别强调，本刺法要"中其经"而不是络脉也。《素问·调经论》曰："痛在于左，而右脉病者，巨刺之。"

九、五十九刺

本刺法所论述的，为热性病的针刺方法。

《素问·刺热篇》曰："病甚者为五十九刺。"注曰："五十九刺者，谓头上五行行五者，以越诸阳之热逆也。大杼、膺俞、缺盆、背俞，此八者以泻胸中之热。气街、三里、巨虚上下廉，此八者以泻胃中之热。云门、髃骨、委中、髓空，此八者以泻四肢之热。五脏俞傍五，此十者，以泻五脏之热。凡此五十九者，皆热之左右也。"

本刺法共用穴五十九个，头上五行，中间一行为单穴，即上星、囟会、前顶、百会、后顶，中行之傍的穴位为双穴，次两傍谓五处、承光、通天、络却、玉枕，又次两傍谓头临泣、目窗、正营、承灵、脑空，共计二十五个穴。根据病患的实况，于这些穴位上施以泻法，可清诸阳经之热也。接着，共双穴八个，前胸与后背上部各四个穴，其中膺俞即中府穴，背俞即风门穴也。此八穴专泻胸中之热。接着，又双穴八个，其中髃骨穴即肩髃穴，髓空穴即腰俞穴，这八个穴位泻四肢之热邪。气街、足三里、上巨虚、下巨虚八穴，可泻胃中之热。五脏俞傍五者谓魄户、神堂、魂门、意舍、志室五穴，其双穴数为十，泻五脏之邪热也。

五十九刺可以整体使用，亦可分开使用。

十、六变刺法

六变刺者是根据各种疾病的内在变化所显现出六种不

同的脉象，即急、缓、大、小、滑、涩六种脉象，相应的六种刺法，谓之六变刺。

（一）急脉刺法

《灵枢·邪气脏腑病形篇》曰："诸急者多寒。"又曰："是故刺急者，深内而久留之。"本刺法是治疗急脉情况下出现寒证的一种针刺方法。

本刺法的具体操作方法是：因其证多寒，寒从阴而难去，将针深刺，并用留针法。

（二）缓脉刺法

《灵枢·邪气脏腑病形篇》曰："缓者多热。"又曰："刺缓者，浅内而疾发针，以去其热。"本刺法是治疗缓脉情况下的热性病患的一种针刺方法。

本刺法的具体操作方法是：针刺缓脉的病变，因其多热，热邪从阳而易散，因此针刺要浅，并且要迅速出针，使热得以随针外泄。

（三）大脉刺法

《灵枢·邪气脏腑病形篇》曰："大者多气少血。"又曰："刺大者，微泻其气，无出其血。"本刺法是指治疗大脉情形下的阳盛而多气、阴衰而少血一类病患的针刺方法。

本刺法的具体操作方法是：针刺大脉的病变，因其阳盛而多气，可以微泻其气，不宜放出其血。

（四）小脉刺法

《灵枢·邪气脏腑病形篇》曰："小者血气皆少。"又曰："诸小者，阴阳形气俱不足，勿取以针，而调以甘药也。"

小脉是阳虚阴弱，气血皆少，当禁针刺为宜。

（五）滑脉刺法

《灵枢·邪气脏腑病形篇》曰："滑者阳气盛，微有热。"又曰："刺滑者，疾发针而浅内之，以泻其阳气而去其热。"本刺法是治疗滑脉情形下的阳气盛实，气血实而微有热一类疾患的针刺方法。

本刺法具体操作的方法是：针刺滑脉的病变，因此阳气盛实而微有热，进针宜轻浅，以疏泄体表的阳气而排除热邪，应当迅即出针。

（六）涩脉刺法

《灵枢·邪气脏腑病形篇》曰："涩者多血少气，微有寒。"又曰："刺涩者，必中其脉，随其逆顺而久留之，必先按而循之，已发针，疾按其痏，无令其血出，以和其脉。"本刺法是治疗涩脉情形下气滞且因阳气不足而微有寒一类疾患的针刺方法。

本刺法的具体操作方法是：针刺涩脉的病变，因其气滞而不易得气。在针刺时必须刺中经脉，随着气行的逆顺方向行针，并采用留针的方法，同时必先按摩经脉的循环通路，使其气血流通；出针之后，更必须迅速地按揉针孔，不可以使它出血，从而调和其经脉。

上面有关《黄帝内经》中的十种刺法就介绍到此。

此外，在《灵枢·五乱篇》中论述了"寻气针法"；在《素问·调经论》中介绍了"刺微针法"；在《灵枢·寿夭刚柔篇》中提出了"刺寒痹内热法"；在《灵枢·卫气行篇》中提出了"卫气行针法"；又在《素问·缪刺论》中详细介绍"缪刺法"；《灵枢·九针十二原篇》提出了"刺寒热法"等。

第二节 《难经》刺法

《难经》又称为《黄帝八十一难经》，多认为成书于西汉，旧不著撰人，至唐代始指为秦越人（扁鹊）撰，亦是假托。

《难经》的主要内容是解释有关《黄帝内经》中的一些问题，其中六十九难至八十一难专论刺法。

一、重视双手协作的重要性

《难经·七十八难》曰："知为针者，信其左；不知为针者，信其右。当刺之时，必先以左手厌（压）按所针荣俞（指穴位）之处，弹而努之，爪而下之……顺针而刺之。"这说明了一个熟练的针灸医生是十分信赖左手（押手）作用的，一个不熟练的医生才会只信赖右手（刺手）的作用。本段还进一步指出，当进针的时候，一定要先用右手切押所刺的穴位，通过一些辅助手法如弹（指弹）、努（抓掐）、切（压按）等来完成进针。

这是对在《黄帝内经》中主张进针时要双手协作的进一步发扬。而且这一论述，还启发了金元时期的针灸医生，为以后进针手法的进一步完善，打下了坚实的基础，发挥了承前启后的作用。

二、重视补泻手法

《难经·六十九难》曰："经言虚者补之，实者泻之，不实不虚以经取之。何谓也？然虚者补其母，实者泻其子，当先补之，然后泻之。不实不虚，以经取之者，是正经自生病，不中他邪也，当自取其经。故言以经取之。"

如果母能令子虚，则补其母，如果子能令母实，则泻其子。此外，则运用以经取之的灵活刺治方法。

《难经·七十三难》曰："诸井者，肌肉浅薄气少不足使也。刺之奈何……当刺井者，以荥泻之。"这就指出了泻井当泻荥的变通之法。

《难经·七十六难》曰："其阳气不足，阴气有余，当先补其阳，而后泻其阴。阴气不足，阳气有余，当先补其阴，而后泻其阳。"这就指出了先补后泻，或先泻后补的灵活补泻方法，临床上价值很大。

《难经·七十一难》曰："针阳者，卧针而刺之，刺阴者，先以左手摄按荥俞之处，气散乃内针，是谓刺荥无伤卫，刺卫无伤荣也。"本条不仅论述了刺营无伤卫、刺卫无伤营的意义，而且阐明了进行补泻的具体操作方法。

《难经·七十二难》曰："所谓迎随者，知荣卫之流行，经脉之往来也，随其逆顺而取之，故曰迎随。"本条全面细致地阐述了迎随补泻。

《难经·七十六难》曰："当补之时，从卫取气，当泻之时，从荣置气。"本条在取气与置气上把补泻的机理论述得一目了然。

《难经·七十八难》曰："补泻之法，非必呼吸出内针也。"本条明确地指出了补泻与呼吸的内在关系。

《难经·七十九难》曰："迎而夺之者，泻其子也，随而济之者，补其母也。"本条把迎随补泻法，融于补母泻子法之中，可谓十分得体。

《难经·八十一难》曰："损不足而益有余，此者中工之所害也。"本条主要阐明了补泻妄施之害。

三、气血、时令与针刺深浅的关系与刺法

《难经·七十难》曰："……然春夏者，阳气在上，人气亦在上，故当浅取之。秋冬者，阳气在下，人气亦在下，故当深取之。"此说明人的气血活动与时令的冷热是有一定关系的，因此，总的来讲要考虑到春夏浅刺，秋冬深刺。

本难又曰："春夏温，必致一阴者，初下针，沉之，至肾肝之部，得气，引持之阴也；秋冬寒，必致一阳者，初内针，浅而浮之，至心肺之部，得气，推内之阳也。"此说明，春夏时，初下针即至肾肝之部，候针得气后，引针至心肺部，使阴气和于阳。秋冬时，初纳针浅而浮之，于心肺部，候针得气后，再推至肾肝部，使阳气和于阴。

《难经·七十四难》曰："……其病众多，不可尽言也。四时有数，而并系于春夏秋冬者也，针之要妙，在于秋毫者也。"这就告知医者，在具体情况下，又当具体对待，要以变应变。因此，浅深之说又当变通。

四、强调保气与调气

《难经·八十难》曰："气来至乃内针，针入，见气尽乃出针，是谓有见如入，有见如出也。"这是指进针得气之后，方可进一步施术以行补泻。

《难经·七十一难》曰："调气之方，在乎阴阳。"这就明显地指出，调气的准则从阴阳这一大纲入手，才是正途。

第三节　后世各家刺法

一、《流注指微赋》论刺法

《流注指微赋》又叫《指微赋》，首见于《子午流注针经》，为金代人何若愚的著作。

《指微赋》曰："刺阳经者，可卧针而取……夺血络者，先俾指而柔……"此处指出刺阳经的刺法、夺血络的刺法，以及迎随补泻与呼吸补泻等刺法。

本赋又曰："闷昏针运，经虚补络须然……疼实痒虚，泻子随母要指。"

本赋又曰："用针真诀，孔窍详于筋骨肉分，刺要察于久新寒热。接气通经，短长依法，里外之绝，赢盈必别。"以上说明用针之法，既要注意穴位取法的准确无误，又要注意针刺的浅深部位，同时还要辨证论治，注意针感与传导的方向等。

《流注指微赋》曰："针入贵速，既入徐进，针出贵缓，急则多伤。"此即说，进针时，必须快速刺过皮肤，透皮后则须徐徐深刺达所需要的深度。待术完毕后，出亦要缓慢，不可猛抽拔出，以免损伤组织。

本针法用于临床，收效甚佳。

此外，何若愚在《子午流注针经》一书中，首用子午流注针法，按时取穴。

二、《针经指南》《玉龙歌》《针灸问对》论刺法

金元时期医家窦默，字汉卿，在《针经指南》一书中的《标幽赋》中论述了有关针法。

（一）重视手法

《标幽赋》曰："左手重而多按，欲令气散。右手轻而徐入，不痛之因。"这说明他在手法上很重视爪切，并主张进针要缓。

（二）重视用透穴来针治病患

《玉龙歌》曰："头风偏正最难医，丝竹金针亦可施。更要沿皮透率谷，一针两穴世间稀。"这是透穴与一针两穴的实例。

（三）针刺十四法

1. 切法

《针灸问对》曰："一切。凡欲下针之时，用两手大指甲，于穴傍上下左右四围掐而动之。如刀切割之状。令血气宣散，次用爪法。爪者，掐也，用左手大指甲，着力掐穴，右手持针插穴有准，此下针之法也。"

本针法的操作方法是：凡欲下针，必先用大指甲左右于穴切之，然后下针。

本针法的作用为宣散气血。

本针法的临床价值是进针法中的一种。用爪切押手进针，可以减少疼痛或无痛，防止刺伤血管，目前仍在应用。

2. 摇法

《针灸问对》曰："二摇。凡退针出穴之时，必须摆撼而出之。青龙摆尾亦用摇法，故曰摇以行气，此出针之法也。"

本针法的操作方法是：凡泻法在出针时，必须边摇边退针。

本针法的作用是泻气。

本针法的临床价值为在运用泻法出针时，此法效果甚佳。

3. 退法

《针灸问对》曰："三退。凡施补泻。出针豆许。补时出针宜泻三吸，泻时出针宜补三呼，再停少时，方可出针。又一泻法，一飞三退，邪气自退。其法：一插至地部，三提至天部，插针宜速，提针作三次出，每一次停三息，宜缓，提时亦宜吸气，故曰退以清气。飞者，进也。"

本针法的操作方法是：凡欲出针，先退针几分，在皮下停留片刻，然后按补泻法的操作原则出针。

本针法的作用是清气。

本针法的临床价值：此种出针必须用缓慢的方法，一般可以减少或避免出血。

4. 动法

《针灸问对》曰："四动。凡下针时，如气不行，将针摇之，如摇铃之状，动而振之，每穴每次须摇五息。一吹一摇，按针左转，一吸一摇，提针右转。故曰：动以运气，白虎摇头，亦用此法，又曰：飞针引气，以大指次指撚针，来去上下也。"

本针法的操作方法是：针刺入后，如气不行，针动摇而伸提，并配合呼吸、捻转之法以运气。

本针法的作用是行气。

本针法的临床价值：对控制针感的传导有一定的作用。

5. 进法

《针灸问对》曰："五进。下针后，气不至，男左女右转而进之，外转为左，内转为右。春夏秋冬各有浅深。

又有补法，一退三飞，真气自归。其法：一提至天部，三进入地部，提针宜速，进针三次，每停三息，宜缓，进时亦宜吹气，故曰进而助气。"

本针法的操作方法是：进针后若气不至，男外（左）女内（右）边捻边进。

本针法的作用是助气。

本针法的临床价值：此法为催气针法，用边捻边进的手法。一般可以达到目的，但是男外女内之说，仍须进一步探讨。

6. 循法

《针灸问对》曰："六循。下针后，气不至，用手上下循之。假如针手阳明合谷穴，气若不至，以三指平直，将指面于针边至曲池上下往来抚摩，使气血循经而来。故曰循以至气。"

本针法的操作方法是沿下针穴位的经络分布路线，可用手指上下循之。

本针法的临床价值：在不得气的情况下，用此法催气，一般可使出现针感而得气。

7. 摄法

《针灸问对》曰："七摄。下针之时，气或涩滞，用大指、食指、中指三指甲，于所属经分来往摄之，使气血流行。故曰：摄以行气。"

本针法的操作方法是：下针后，气或涩滞，用大指，食指、中指指甲在所针刺经络处来往按切，可反复地进行。

本针法的作用是宣气。

本针法的临床价值：在出现滞针情况下运用本法可以收效。同时亦有导气的功用。

8. 努法（按法）

《针灸问对》曰："八努。下针至地复出人部，补泻务待气至，如欲上行，将大指、次指捻住针头，不得转动。却用中指将针腰轻轻按之。四五息久，如拨弩机之状。按之在前，使气在后，按之在后，使气在前，气或行迟，两手各持其针，仍行前法。谓之龙虎升腾，自然气血搬运。故曰努以上气。一说，用大指、次指撚针，名曰飞针，引气至也。如气不至，令病人闭气一口。着力努之，外以飞针引之，则气至矣。"

本针法的操作方法是：左右捻转针身，左转为补，右转为泻，治上左转治下右转。

本针法的作用是补泻行气。

本针法的临床价值：利用捻转方向可达到补泻与行气的目的。

9. 搓法

《针灸问对》曰："九搓。下针之后，将针或内或外，如搓线之状，勿转太紧，令人肥肉缠针。难以进退，左转插之为热，右转提之为寒，各停五息久，故曰搓以使气。"

按："经曰针入而肉着者，热气因于针，则针热，热则肉着于针，故坚焉。兹谓转紧缠针，与经不同。"

本针法的操作方法是：下针之后，将针或向内或向外如搓线之状，勿转太紧。左转插针为热，右转提针为寒。

本针法的作用是治疗寒热。

本针法的临床价值：大幅度捻针可以加强泻的作用。但以左转、右转、插针、提针分寒热，仍要在临床上探讨研究。

10. 弹法

《针灸问对》曰："十弹。补泻之，如气不行，将针轻轻弹之，使气速行。用大指弹之，像左补也，用次指弹之，像右泻也，每穴各弹七下。故曰弹以催气。"

本针法的操作方法是：凡补时，可用大指甲轻弹针尾，使气疾行。

本针法的作用是补气。

本针法的临床价值：属于补法和平补平泻手法。

11. 盘法

《针灸问对》曰："十一盘。如针腹部软肉去处，只用盘法。兼子午捣臼，提按之诀，其盘法如循环之状，每次盘时，各须运转五次。左盘按针为补，右盘提针为泻。故曰盘以和气。"

如针关元，先刺入二寸五分，退出一寸。只留一寸五分，在内盘之。且如要取上焦之病，用针头迎向上，刺入二分补之，使气攻之。脐下之病，退出二分。

本针法的操作方法是：在腹部肉软处施针，如循环之状360°（环形盘转针尾），每回各5次，左盘插针为补，右盘提针为泻。

本针法的作用是补虚泻实。

本针法的临床价值：加强补的作用。但以左右、提插来论述补泻手法，尚为不全。

12. 扪法

《针灸问对》曰："十二扪。补时出针，用手指掩闭其穴，无令气泄，故曰扪以养气。一说痛处未除，以手扪摩痛处，外以飞针引之，除其痛也。"

本针法的操作方法是：施以补法时，用手扪闭其穴。

本针法的作用是补虚。

本针法的临床价值：补法出针时的可靠辅助手法。

13. 按法

《针灸问对》曰："十三按。欲补之时，以手紧捻其针，按之如诊脉之状。毋得挪移，再入每次按之，令细细吹气五口，故曰按以添气。添，助其气也。"

本针法的操作方法：本针法又称为"努法"。操作时以捻转使紧，不进不退，可以用手指按压针身如发弩机之状。

本针法的作用是添气。

本针法的临床价值：本针法为加强泻作用的一种手

法，本身亦属泻法。

14. 提法

《针灸问对》曰："十四提。欲泻之时，以手捻针，慢慢伸提豆许，无得大转动，再出每次提之。令细细吸气五口，其法提则气往，故曰提以抽气。"

本针法的操作方法是：凡欲出针，先退针几分，在皮下留片刻，然后按补泻的操作原则出针。

本针法的作用是清（抽）气。

本针法的临床价值：这种出针缓慢的方法，除可以减少出血外，尚可作为补法的辅助手法。

关于针刺十四法，在《标幽赋》杨氏注中指出："法分十四者，循、扪、提、按、弹、捻、搓、盘、推、内动摇、爪切、进、退、出、摄者是也。法则如斯，巧拙在人，详备《金针赋》内。"

《金针赋》曰："是故爪而切之，下针之法；摇而退之，出针之法；动而进之，催针之法；循而摄之，行气之法；搓则去病，弹则补虚，肚腹盘旋，扪为穴闭。重沉豆许曰按，轻浮豆许曰提。此十四法，针要所备。"

上海中医药大学编写的《针灸学》中所提出的十四法为"动、通、搓、进、盘、摇、弹、捻、循、扪、摄、按、（弩）、爪、切"。

以上几处在提法上虽然有些区别，但其实质是基本一致的。

三、《神应经》论刺法

《神应经》是明代刘瑾就陈会所著《广爱书》的内容选辑而成的,其中论述针刺手法的有:

(一)首先提出"平补平泻"

《神应经》曰:"凡人有疾,皆邪气所凑,虽病患瘦弱,不可专行补法……只宜平补平泻,须先泻后补,谓之先泻邪气,后补真气。"

其中所提出的"平补平泻",尽管与近代此针法的含义有别,但其所论及的却是一个至今仍有价值的问题,且运用于临床亦行之有效。

(二)催气手法

《神应经》中所介绍的"催气手法"是由动摇、提插、捻转等基本手法组成的。

具体操作时,用右手大指及食指持针,进针后如未得气,可细细摇动针身,并配合以进退(提插)手法。而其进退又当用搓捻(捻转)手法来完成。其运针总况,手要出现颤动之情形,原著者称为"催气",适用于进针后未得气时使用。

本刺法直至现在,临床上仍有较高的实用价值。

四、《金针赋》论刺法

明代徐凤著《针灸大全》一书中,《金针赋》是论针刺手法的专篇。

（一）进针之法

《金针赋》曰："且夫下针之先，须爪按重而切之，次令咳嗽一声，随咳下针。"此即无痛进针法的一种，到今仍用之有效。

（二）调气之法

《金针赋》曰："及夫调气之法，下针至地之后，复人之分，欲气上行，将针右捻；欲气下行，将针左捻。"又曰："以龙虎升腾之法，按之在前，使气在后，按之在后，使气在前，运气走至疼痛之所，以纳气之法，扶针直插，复向下纳。使气不回。"这种调气的方法就是现代临床上用以控制针刺感应的方法。

（三）出针之法

《金针赋》曰："况夫出针之法，病势既退，针气微松，病未退者，针气如根，推之不动，转之不移。此为邪气吸拔其针，乃真气未至，不可出之。出之者，其病即复。再须补泻，停以待之，直候微松，方可出针豆许，摇而停之，补者吸之去疾，其穴急扪。泻者呼之去徐，其穴不闭……故曰下针贵迟，太急伤血，出针贵缓，太急伤气。"就是说，在针刺得气的基础上，从针下沉紧到针轻松，方可出针，若出现滞针现象，更不可强行出针。

（四）催气之法

《金针赋》曰："气不至者，以手循摄，以爪切掐，以针摇动，进捻搓弹，直待气至。"此种催气方法，运用于临床，至今有效。

（五）论针刺深浅法

《金针赋》曰："春夏刺浅者以瘦，秋冬刺深者以肥，更观原气厚薄，浅深之刺尤宜。"在针刺深浅的问题上，不仅考虑了不同的季节，而且进一步考虑了人的肥瘦和原气的厚薄。三者综合而论针刺的深浅，是既全面又正确的。

（六）上病下治，左病右治法

《金针赋》曰："头有病而足取之，左有病而右取之。"这就阐明了上病下治、下病上治、左病右治、右病左治的针刺方法。

（七）十四种综合针法

《金针赋》中还首次提出了十四种综合针刺方法。

关于补泻方面的有"烧山火""透天凉""阴中隐阳""阳中隐阴""子午捣臼"。

关于综合行气法有"青龙摆尾""白虎摇头""苍龟探穴""赤凤迎源"等几种综合针法。

关于补泻行气综合法有"进气之诀""留气之诀""抽气法""抽添之诀"。这些方法将在有关章节进一步探讨。

五、《针灸聚英》论刺法

明代高武著的《针灸聚英》一书，收集了当时各家有关刺法并加以自己的评论。

（一）对《针经指南》下针十四法的评论与见解

《针灸聚英》曰："动者，如气不行，将针伸提而已。退者，为补泻欲出针时，各先退针一豆许，然后却留针，方可出之……搓者，凡令人觉热，向外似搓线之貌，勿转太紧，治寒而里，卧针依前转法，以为搓也。进者，凡不得气，男外女内者，及春夏秋冬，各有进退之理……盘者为如针腹部，于穴内轻盘摇而已……摇者，凡泻时欲出针，必须动摇而出者是也。弹者，凡补时用大指甲轻弹针，使气疾行也。如泻，不可用也。捻者，以手指捻针也，务要识乎左右也，左为外，右为内……循者，凡下针于部分经络之处，用手上下循之，使气血往来而已是也。经云，推之则行，引之则止。扪者，凡补时，用手扪闭其穴是也……爪者，凡下针用手指作力，置有准也。切者，凡欲下针，必先用大指甲左右于穴切之，令气血宣散。然后下针，是不伤于荣卫故也。"

（二）对《金针赋》中所提八法的评论

《金针赋》中的八法是指"烧山火""透天凉""阳中隐阴""阴中隐阳""子午捣臼""进气之诀""留气之诀""抽添之诀"。高武按曰："此八法巧立名色，非《素》《难》意也。"

（三）对《金针赋》中过关过节，催运气以飞经走气四法的评论

《金针赋》中过关过节，催运气以飞经走气四法为

"青龙摆尾""白虎摇头""苍龟探穴""赤凤迎源"。高武按曰："此法亦巧立名色而已，求针之明，为针之晦。"

（四）对《金针赋》中进针与出针手法，认为合理

窦汉卿《针经指南》中将进针和出针手法归纳为下针十四法，即动、摇、进、退、搓、盘、弹、捻、循、扪、摄、按、爪、切等法。《金针赋》对此做了总结归纳，把它连贯起来说："爪而切之，下针之法；摇而退之，出针之法；动而进之，催针之法；循而摄之，行气之法；搓则去病；弹则补虚；肚腹盘旋，扪为穴闭；重沉豆许曰按，轻浮豆许曰提；此十四法，针要所备。"

因此在针法的操作和演变，以及临床实证应用上，《金针赋》对于进针、出针的针法有着承前启后的作用。

（五）对"子午流注开穴法"提出自己不同的看法

高氏曰："今人……妄言今日某日，某时其穴开，凡百病皆针灸此开穴；明日某日，某时其穴开，凡百病针灸明日开穴。误人多矣。"

（六）对呼吸与候针关系的评论

高氏对元、明针灸家所习用的呼吸候针法，提出了不同的见解。他在《针灸聚英》中节录了《济生拔萃》所记载的一段补泻法："泻法：令病人吸气一口，针至六分，觉针沉涩……随呼徐徐出针，勿闭其穴。补法：令病人呼气一口，纳针至八分，觉针沉紧……气至病已，随吸而出针，速按其

穴。"高氏认为《素问》所说"候呼纳针"及"候呼引针"是指医生持针等候病人的呼吸而用针，并非如《济生拔萃》记载的那样，令病人呼吸，成为以呼吸来候针。

六、《针灸问对》对明代针法的评价

明代汪机著有《针灸问对》，在该书中他根据《黄帝内经》《难经》的论述，批判了当时的各种针法。很多观点与《针灸聚英》的作者相同。

（一）不可拘泥腧穴针刺深浅及灸壮多少的规定

汪氏曰："唯视病人之浮沉，而为刺之深浅，岂以定穴分寸为拘哉？"

（二）怀疑当时各种针刺手法

汪氏以当时盛行的针刺十四法及某些补泻手法等，认为多是"巧立名色，聋瞽人之耳目"，并认为"《素问》扪、循、切、散、弹、努、爪下、推、按，是施于未针之前。凡此不唯补可用，而泻亦可用也，故曰通而取之也"。这种主张先用扪、循、切、散、弹、努、爪下、推、按之法以催气的见解，与当时盛行的下针十四法，主张在针刺入后运针的见解不同，可作为探讨。

此外，汪氏还对《金针赋》中记载的各种综合手法加以批评探讨。

七、《针灸大成》论刺法

（一）论刺法补泻有大小

《针灸大成》曰："刺有大小。"又曰有"平补、平

泻"，有"大补、大泻"。所谓平补、平泻是指刺激量比较平和的补泻手法；大补、大泻是指刺激量比较强烈的补泻手法。

（二）下针十二法

1. 爪切法

《针灸大成》曰："爪切者，凡下针，用左手大指爪甲，重切其针之穴，令气血宣散，然后下针，不伤于荣卫也。"

此法为取穴进针手法，至今仍为广大医者运用于临床。

2. 指持法

《针灸大成》曰："指持者，凡下针，以右手持针。于穴上着力旋插，直至腠理，吸气三口，提于天部，依前口气，徐徐而用。正谓持针者手如握虎，势若擒龙，心无他慕，若待贵人之说也。"

此法为进针时对医者的基本要求，医者要心胸宽大，如握虎擒龙，并要专意于针，视患者为贵人，进针时，要捻转用力插入，并注意浅、中、深三部的机理。

3. 口温法

《针灸大成》曰："口温者，凡下针，入口中必须温热，方可与刺，使血气调和，冷热不相争斗也。"

本操作方法为针刺前，先将所用之针入口内温之，使针身的温度基本与患者的体温相同，不会出现不良反应。

此法确有所效，而也未见有何不良反应，但基于消毒观念的进一步严格，目前已基本无人运用。

4. 进针法

《针灸大成》曰："进针者，凡下针，要病人神气定，息数匀，医者亦如之，切不可太忙。又须审穴在何部分，如在阳部，必须筋骨之间陷下为真；如在阴部，郄腘之内，动脉相应，以爪重切经络，少待方可下手。"

本法主要是强调针刺时患者应以何种状态来配合，同时进一步提醒医者亦当按要求施术，而且从阴阳部位穴位的位置特征出发，提醒医者要准确取穴。进针时，仍按第一法的基本要求，而且进一步强调要爪切经络部位，方可如法进针。

5. 指循法

《针灸大成》曰："指循者，凡下针，若气不至，用指于所属部分经络之路，上下左右循之，使气血往来，上下均匀。针下自然气至沉紧，得气即泻之故也。"

本法为进针之后，若不得气而施的一种追气方法。其具体操作方法为用指于穴位所属经络的通路上，上下左右循而按之，使气血得以流通，上下均匀而气至。气至后即可进行必要的补泻或其他手法，从而完成治疗。

6. 爪摄法

《针灸大成》曰："爪摄者，凡下针，如针下邪气滞涩不行者，随经络上下。用大指爪甲切之。其气自通行也。"

本法在邪气滞经的情形下，可用大指爪甲随经络上下切按，通其经络，方能保证继续进行治疗。

7. 针退法

《针灸大成》曰："针退者，凡退针，必在六阴之数，分明三部之用，斟酌不可不诚心着意，混乱差讹，以泻为补，以补为泻。欲退之际，一部一部以针缓缓而退也。"

本法是关于出针手法方面的问题。出针时不可操之过急，要缓慢，同时要注意补泻方面的问题，不可该补的用泻法，该泻的用补法。

8. 指搓法

《针灸大成》曰："指搓者，凡转针如搓线之状，勿转太紧，随其气而用之。若转太紧，令人肉缠针，则有大痛之患。若气滞涩，即以第六摄法切之，方可施也。"

此法近似于平补平泻的捻转手法，其要点是与气的运行相配合，不可向一个方向捻转，否则会出现滞针，若是由于邪气缠针，则用第六条针法中的摄法来解决。

9. 指捻法

《针灸大成》曰："指捻者，凡下针之际，治上大指向外捻，治下大指向内捻。外捻者，令气向上而治病；内捻者，令气至下而治病。如出至人部，内捻者为之补，转针头向病所。令取真气以至病所。如出至人部，外捻者为之泻，转针头向病所，令夹邪气退至针下出也。此乃针中之秘旨也。"

本法是进针之后所施的手法，以补虚泻实、扶正祛邪为宗旨，而通过捻转和针向来完成。

10. 指留法

《针灸大成》曰："指留者，如出针至于天部之际。须在皮肤之间留一豆许，少时方可出针也。"

本法是出针至皮下后，再留针一定时间，其主要目的在于留针取气候沉浮。手法的正确完成，要依靠手法和指力的功底。

11. 针摇法

《针灸大成》曰："针摇者，凡出针三部，欲泻之际。每一部摇一次，计六摇而已。以指捻针，如扶人头摇之状，庶使针孔开大也。"

本法是利用出针之际，于天、人、地，或地、人、天三部摇大针孔，泻邪者也，从而使邪气出之。

12. 指拔法

《针灸大成》曰："指拔者，凡持针欲出之时。待针下气缓不沉紧，便觉轻滑。用指捻针，如拔虎尾之状也。"

本法为当出针之时，持针之手，若感觉针下松软，即为谷气至而邪气去。此时可很谨慎地把针拔出即可。

（三）下手八法

1. 揣法

《针灸大成》曰："揣而寻之。凡点穴，以手揣摸其处，在阳部筋骨之侧，陷者为真，在阴部郄腘之间，动脉相应。其肉厚薄，或伸或屈，或平或直，以法取之，按而正之，以大指爪切掐其穴。于中庶得进退。方有准也。"

本法为准确取穴的有效方法，为了配合刺的准确性，即"刺荣毋伤卫，刺卫毋伤荣""刺荣无伤卫者，乃掐按其穴，令气散，以针而刺，是不伤其卫也。刺卫无伤荣者，乃撮起其穴，以针卧而刺之，是不伤其荣血也"。

2. 爪法

《针灸大成》曰："爪而下之，此则《针赋》曰：左手重而切按。欲令气血得以宣散，是不伤于荣卫也。右手轻而徐入，欲不痛之因，此乃下针之秘法也。"

此法为无痛进针法，现代临床仍在使用之中。

3. 搓法

《针灸大成》曰："搓而转者，如搓线之貌，勿转太紧，转者左补右泻。以大指次指相合，大指往上，进为之左，大指往下，退为之右，此则迎随之法也。故经曰：迎夺右而泻凉，随济左而补暖。此则左右补泻之大法也。"

本法为补泻手法的一种，对施以补泻之法有较高的参考价值。

4. 弹法

《针灸大成》曰："弹而努之，此则先弹针头，得气至，却退一豆许，先浅而后深，自外推内，补针之法也。"

本法为用弹针柄之法，使之得气，然后由浅入深施以补法。

5. 摇法

《针灸大成》曰："摇而伸之，此乃先摇动针头，待气至，却退一豆许，乃先浅而后深，自内引外，泻针之法也。故曰：针头补泻。"

本法为摇动针柄得气后，由先浅而后深，施以泻法。

6. 扪法

《针灸大成》曰："扪而闭之。经曰：凡补必扪而出之。故补欲出针时，就扪闭其穴，不令气出，使血气不泄，乃为其补。"

本法为出针时扪闭其穴，使真气不得外泄，从而起到补的作用。

7. 循法

《针灸大成》曰："循而通之，经曰：凡泻针，必以手指于穴上四周循之，使令气血宣散，方可下针，故出针时，不闭其穴，乃为真泻，此提按补泻之法，男女补泻，左右反用。"

本法为泻针之术，如法操作，其效明显。使男女有别则当别论。

8. 捻法

《针灸大成》曰："捻者，治上大指向外捻，治下大指向内捻。外捻者令气向上而治病，内捻者令气向下而治病。如出针，内捻者令气行至病所，外捻者令邪气针下而出也。"

本法为通过不同形式的捻转，使其正气存而邪气出，并通过针感传导，达到补虚泻实的目的。

第四节　芒针刺法

芒针刺法是在古代"九针"长针的基础上，经过不断发展演变而来的。因为针体加长，形如麦芒，故名曰芒针。

它的特点是针身长，进针深；在施术时采用特定的进针和行针手法；有一定的风险，非有熟练的手技，绝不可应用于临床。

但本刺法是一种有效的针刺疗法，特别对某些疾患更是疗效非常显著。

一、针具

芒针的材质以不锈钢为最佳。针尖不宜过于锋利，否则施术时易刺伤血管，且在保护不当之时，针尖首先弯曲，则不易进针。

针身的长度，最短的为5寸，此外还有6寸、7寸、8寸、1尺、15寸、2尺、25寸、3尺等。

其粗细标准有29号、30号、31号、32号四种。

针柄比一般长针要长一些，主要根据针体的长短而定，如5寸长的芒针，其针柄为2寸，再长一些的芒针，其针柄亦相应地加长一些。总之，以使用方便为准则。

关于芒针的存放问题，应引起特别重视，一般使用后，随即用纱布或干棉球将针体仔细擦净，以光亮为度。然后于针身上涂一些凡士林油，再将针存放于针管内，管底应先垫上一定厚度的药棉，针管放时针尖向上，上口可用橡皮塞封盖。

芒针若有轻度损坏时，经过修理仍可继续运用。

若芒针针体有弯时，可将其弯度捋大。形成一个活弯，然后慢慢捋直。如针体因存放不当生锈时，可用细砂纸轻轻擦拭，待锈擦掉后，再用纱布或棉球反复擦拭针身。

如果发现针体有死弯或伤痕时，切勿使用，以防折针。

如果针尖发现有钩或扁斜不圆利时，可在细油石上研磨，磨时石上再少加点植物油，磨时以右手持针柄，左手按针尖于石上，然后右手捻动针柄，慢慢磨研，直到针尖圆利光滑，方可罢手。

二、手法练习

手法的熟练与否，手法的灵活、得法与否，直接关系到本刺法的操作，而且对治疗效果亦关系重大。

要想掌握芒针熟练的手法技巧，必须通过练习，而且是刻苦、反复多次的练习，方能在使用时，保证得心应手。

手法练习的方法是：先在一定厚度的棉垫上练习捻转进出，熟练后，再用棉垫和草纸合制一个方垫，用线扎好。这种方垫较棉垫阻力又大一些，在此方垫上再进一步练习捻转进出，以操作灵活轻巧、指力增强、进出自如为度。

手法的练习更显重要。上面实际上是指力的练习。

在练手法时，要如此持针：右手拇、食、中三指持针柄。左手拇、食二指扶持针体的下端靠上处，以左手的中、无名、小指三指屈曲固定于纸垫上，防止来回摇摆。针体紧靠中指，右手捻动针柄，少加压力，候针尖进入练习物后，左手的拇、食二指向下徐徐协助捻进。如果一开始左手就配合捻送针体，则针尖易于弯曲屈折，而在人体上，就会引起患者的疼痛。

三、针刺的方向与深度

针刺的方向，仍分三种情形：第一种是直刺，适合于腹部及侧腹部的针刺治疗。第二种是斜刺，适合于腰背部及臀部较大而厚的肌肉处，或肘及膝关节上下斜穿。第三种是平刺，适用于头面部及背胸部较重要脏器的体表部位。

针刺的深度，比一般毫针要深。但也要按穴位部位的不同和病人的胖瘦情况来具体决定。在临证中特别要根据病人的感觉，而决定针刺的深浅，一有感觉，即可停针不进。

一般来说，人体各部位的针刺深度，如上腹部正中线自剑突开始至下腹以上的穴位，都可深刺7~8寸。不过在临床应用时，往往进针4~5寸后，病人就有较重的感觉。

此时即可停针不进。带脉穴可进针 12 寸至 2 尺。腰以下至臀部各穴，可针至 5~8 寸。心、肺、肝、脾等重要脏器的体表部位，不宜深刺，头部诸穴使用点刺。

四、针刺前的准备

首先，一定要有明确的诊断，根据疾病的虚实、表里、寒热，以及病属何经、何脏、何腑，应用四诊、八纲的手段来做出准确的诊断，并以此为根据来确定处方与穴位。

在选用针具时，其长短应按针刺的部位来定。对针具要做认真细心的检查，万不可马虎从事。可先用手捋一捋针体，要求光滑圆直，如果发现有问题万不可迁就使用。

病人所应取的体位是十分重要的。其原则是以舒适耐久为准。因此一般最好采用卧位（仰卧、俯卧、侧卧），很少用坐位。

具体来讲：取用头面部、颞颌部、胸部、上下腹部及上肢三阴经诸穴，下肢肝、胆、脾、胃经诸穴，多采用仰卧位；取鸠尾穴、期门穴、极泉穴等，多采用仰卧举臂位；取偏头部及后头部诸穴、腰臀部诸穴、侧腹部诸穴、下肢外侧诸穴时，多采用侧卧位；取膝关节周围诸穴和胫、踝、跖、足面部诸穴时，多采用仰卧屈膝位。

术者的体位，也要求合适，因为芒针进针的时间长，双手必须协调工作，才能达到满意的效果。如果术者勉强站立，则易引起疲劳，因而双手无力，甚至出现颤抖，会直接影响疗效。

关于消毒工作，按一般针刺时的常规消毒即可。

最后，对病人要做好必要的思想工作，由于芒针针体长，一般会造成患者的恐惧心理。所以，对初诊的患者，最好不要让患者过早地看到针具。并且做好解释工作，反复给病人讲解，使患者了解到芒针刺法是一种很稳妥的疗法，针具既细又软，进针是无痛苦的。同时也要说明，进针后会出现不同程度的酸、麻、胀、重和触电样针感，这是正常的，也是治好疾病所必需的，患者切不可因此而精神过度紧张，甚至乱动而造成针具弯曲，甚至折断。只要患者能给以必要的配合，疗效会有明显的提高。

五、操作方法

（一）进针法

芒针的进针方法，不同于一般毫针的进针方法，必须左右双手配合操作，而且指力要协调均匀，方能顺利进针。

进针时，左手的中、无名、小指三指屈于皮肤上，用力固定，再以左手拇、食二指夹住针体徐徐捻送，同时右手的拇、食、中三指捻动针柄，缓缓捻进，要双手同时向下用力，要稳准直下，不得摇摆。不得操之过急。特别要注意，两手要协调如一体，右手的捻进与左手的送入应融为一体。但在进入皮肤的一瞬间，仍要缓中求快，快离不开缓方能顺利进针，缓中求快是无痛之因。

（二）进针后的操作手法

进针之后，如有过分的疼痛或针体受阻，不能顺利刺入时，可将针退至皮下，再换一个方向进针。

芒针刺法非常注重针感，进针后，必须随时询问患者有什么感觉，针感放散到什么部位。

具体来讲，患者会有一种酸、麻、胀、重或触电样感觉，并向四周扩散，或向远处传导。

这种感觉不同于一般毫针刺法中的针感迅速，而是一种缓和的扩散与传导，病人感到舒适，同时很少有后遗症的发生。此外，不同部位的穴位，出现的针感还有区别，如针腹部正中线诸穴时，进针达到一定深度后，病人则产生一种抽胀感觉，首先向两胁扩散，然后徐徐传导至少腹，甚至可到达会阴部。虽然有这样的感觉，但病人没有任何不舒适感。

反之，如果这种感觉剧烈，并向上至胸部以上，同时还产生一种不舒适的感觉时，即不宜再向深刺，这时必须将针上提，转移方向进针。

针刺下腹部诸穴时，不仅针感可以传导至会阴处，而且还会向大腿部扩散传导。

针刺后腰及臀部诸穴时，其酸胀或触电样针感一般传导至臀大肌及脚趾处。

芒针进针后，得到正常的感觉，即行出针，概不留针。

（三）补泻手法

关于补泻手法问题，芒针刺法一般不施用特殊的补泻手法。所用诸穴一般都不施以补泻，进针后得气，即可起针。但在实际操作时，其所运用的手法仍然有所区别。

在四肢、背、头面部针刺时，凡属实证者，捻转角度要稍加大，使感觉较强。凡属虚证者，捻转角度要小，即捻转时要缓慢为佳，其感觉要温和。笔者认为，这实际上亦是个补泻问题。

但在取任脉经的气海穴时，则要正确运用补泻手法。其具体操作方法是：拇指向前一个方向捻转为泻，拇指向后一个方向捻转为补，这与一般毫针刺法中的捻转补泻恰恰相反。

（四）出针手法

出现针感或施毕补泻手法后即行出针。出针时，对实证患者，倾向于徐徐出针，并摇大针孔；对于虚证的患者，倾向于快速出针，并扪按针孔。但与毫针的补泻出针法仍然有较大的差别。

（五）一些有关问题

本刺法所选用的穴位，除经穴、经外奇穴、阿是穴外，还有不少自创用穴。

由于芒针刺得深，因此，下针之处当避开内脏与大血管，以免发生医疗事故。这就要求医者不仅要有熟练的手法，而且要了解人体的结构与性能。

对于久病体质虚弱、幼儿、少年患者和孕妇，以及过敏体质者，肿块周围、进行性皮肤病等的患者，最好不用本法来治疗疾患。

第四章 进针法与出针法

第一节 针刺的方向与深度

在临床针刺治疗时，掌握好正确的角度、方向和深度，是针刺疗法中的一个重要环节。

取穴的准确性不仅依靠皮肤的表面位置，还必须和正确的针刺角度、针刺方向和针刺深度结合起来，才能保证取穴的准确无误。因为针刺同一个穴位的表皮位置，如果角度、方向和深度不同，那么皮下所达的位置，亦显然不同。相应地出现的针感、产生的疗效亦显然不同。

因此，能正确地掌握针刺的方向、角度和深度同样是一个手法范围内的问题。

一、如何掌握

针刺手法的熟练与否与恰当掌握针刺的角度、方向和深度的关系是紧密的。

（一）刻苦练针法

在手法的练习中，要注意角度、方向和深度基本功的练习，并且在练习中要做到量化。如角度的练习，刺入后可量一下，看和你估计的有多大偏差。深度的练习，虽然所取的针具已经有一定长度范围的限制，但亦要具体量一下才好。

（二）了解穴位本身的特性

各个穴位都有自己本身的特征，如所处部位穴下是何种器官组织、针刺时应取什么体位等。根据这一些即可准确地掌握针刺该穴的深度、角度与方向。

（三）年龄、体质、病情的差异

同样的疾患对不同年龄、不同体质的患者，所取的深度等方面，应有所区别。同一个穴位，对于不同的患者、不同的疾病，在取穴时，亦有所不同。

二、角度

针刺的角度，往往要从穴位的所处部位和针刺所达的位置两个要素来综合考虑。

因为针刺的角度必须有一定的方向，如斜刺、向上、横刺、偏下等。此外，针刺的角度还与所持的不同针具的操作要求有一定的关系。

（一）直刺法

所谓直刺，一般是指针刺的方向与皮肤面呈 90°。它常使用于肌肉丰富处的穴位，而且多数穴位均用直刺法。另外，三棱针刺法、皮肤针刺法，亦都是运用直刺方法。

（二）斜刺法

所谓斜刺，是指针身与穴位所在平面间有一定的角度，一般在 40°~60°之间的一种刺入方法。

它适用于骨骼边缘和不宜于深刺的一些穴位。此外，在刺激肌层或施用行气手法时，亦常常用到。

（三）横刺法

本刺法又称为沿皮刺。操作时，可将针身横卧，一般与皮肤面呈 15°~25°的角度刺入。本法多用于头面部肌肉浅薄处的穴位。此外，在施以透穴时，亦多用横刺手法。

三、深度

《素问·刺要论》曰："病有浮沉，刺有浅深，备至其理，无过其道……浅深不行，反为大贼。"此即告诉我们，针刺必须有深浅的区分。其根据是疾病本身就有深浅之别。因此当深则一定要深，当浅则一定要浅，反之则会出现不良后果。

《灵枢·阴阳清浊篇》曰："刺阴者，深而留之，刺阳者，浅而疾之。"此即说明，从总的情况来讲，把疾病分为两大类型，阴证当深刺而留针，阳证当浅刺而疾出针。

《针灸聚英》曰："或向孔穴针入几分……曰：愚以为初不如是相拘。盖肌肉有浅深……"此是说，由于穴位所处的位置不同，而针刺的浅深亦有所不同。一般来讲，肌肉厚的部位可刺深一些，肌肉薄的部位可刺得浅一些。

《素问·调经论》曰："病在脉，调之血，病在血，调之络；病在气，调之卫；病在肉，调之分肉。"此即不同的疾患，或者说，病邪侵入不同的部位而形成的疾患，其针刺深浅是不同的。如病在脉，可用放血疗法，若病在血分，浅刺即可；若病在气分，再浅刺即可。病在肉，可深刺之。

同样一个穴位，由于治疗不同的疾病，往往需要采用不同的深度。例如刺下关穴，在治疗面瘫时，若刺法为下关透颊车，此时可沿皮下浅肌层横刺 2~2.5 寸；但在治疗颞合关节病时，斜刺向前后进 0.5~0.7 寸；而在治疗三叉神经痛时，可直刺 1.5~2 寸。

针刺的深浅与感应的强弱亦有一定的关系，一般说来，刺得深，感应强；刺得浅，感应弱。正如《灵枢·根结篇》中所指出的："气悍，则针小而入浅；气涩，则针大而入深"，又指出："气滑即出疾，气涩则出迟。"但也不能由此一概而论。

那么，究竟从哪些方面来考虑针刺的深浅呢？

（一）从年龄上注意

一般来说，对于老年气血衰退及小儿脏腑娇嫩、稚阴稚阳之体，不可深刺。

（二）从体态上注意

人体有肥瘦强弱之分，如形体强壮者，针刺可深一些，反之，形体瘦弱者，针刺宜相应地浅一些。

（三）从经脉循行的深浅来注意

经脉的循行，有深有浅，一般循行于肘臂、腿膝部的经脉较深，故刺之亦宜深，而循行于手指、足趾、跖部的经脉较浅，故刺之亦宜浅。

（四）从穴位具体位置注意

由于穴位所在部位的不同，而针刺的深浅亦不同。一般来说，头部的穴位不宜直刺，可用 5 分长的针。沿皮向后刺 3~4 分深；胸、背部穴位因靠近重要内脏，不可深刺，在胸肋部的穴位可用 1 寸长的毫针斜刺 3~5 分深；在脊背部的穴位可用 1 寸长的毫针，斜刺 3~5 分深；腹部穴位周围肉较厚，可用 1.5 寸左右长的毫针直刺 0.7~1 寸深；四肢肘、膝部腧穴，可用 1.5~2.5 寸的毫针直刺 1~1.5 寸深；髋关节部穴位，可用 3 寸长的毫针。直刺 1.5~2.5 寸深。手指与足趾部的穴位，可用半寸长的毫针，向上斜刺 1~3 分深。

以上所谈这些针刺分寸，不能十分死板，又需根据临床的具体情况灵活应用。

四、方向

所谓方向，是指刺入后针尖所指的方向。

（1）直刺时，其方向为垂直向下，或基本垂直向下。

（2）斜刺时，根据补泻的需要，可有针尖顺着经脉的走向，与针尖逆着经脉的走向两种情形；或者针尖指向病所，或者针尖逆向病所。此外，为了使气至，直刺下针后。又可把针提至皮下，改变一个小的方向而斜刺。

（3）沿皮刺时，针尖又有向前、向后、向上、向下、之区分。透穴刺时，针尖指向所透之穴。

第二节　进针手法

针刺手法，总括来讲，有"进针手法""出针手法""催气手法""补泻手法"及其他一些特定针刺手法五大类。

现在我们来探讨进针手法。

何谓进针？即把针刺入皮下，但入针要善其法，其法得当，则一者可提高疗效，二者可无痛，而此二者又当合为一者来论。

一、基本进针法

（一）刺手与押手

进针的方法分为单手进针和双手进针两种。

双手进针为常用的进针方法，其持针法分为刺手和押手。

持针的手称为刺手（通常指右手，个别医者亦有用左手作为刺手者）；按压在穴位局部的手称为押手（若右手为刺手，则左手为押手；左手为刺手，则右手为押手）。临床上常称右手为刺手、左手为押手。

《灵枢·九针十二原篇》曰："右主推之，左持而御之。"

《难经·七十六难》曰："知为针者信其左，不知为针者信其右。"

《标幽赋》曰："左手重而多按，欲令气散，右手松而徐入，不痛之因。"

以上几段论述，不仅讲了左、右手在进针中的各自作用，而且还进一步强调了左、右手的相互配合与协调作用。

具体来讲，右手的作用是掌握针具，进针时运用指力，使针尖迅速透入皮肤。

其持针的方法，一般用右手拇、食、中三指夹持针柄，以无名指抵住针身，在进针时防止针身弯曲，使整个右手的着力点集中于右针尖上，进退提插须保持成一直轴，使右手与其他四指融为一体。

押手的作用是用以固定穴位，固定针身，按压穴位处，从而调整和加强针刺的感应作用。在提高疗效上，起到右手不能起的作用。

（二）双手指切进针法

此法为常用的进针法之一，古人称为"爪切法"。

具体操作时，一般用左手拇指的爪甲（用左手食、中指的爪甲亦可）紧掐在穴位上，右手持针沿着爪甲面把针尖送入皮肤内。

此法多用于短针的进针，它的优点是无痛、避免出血，同时左手也容易触知入针后的局部反应。

（三）双手夹持进针法

此法亦是常用的进针法之一，古人称为"骈指押手法"。

具体操作时，用左手拇、食两指夹住棉球，裹住针尖，直对腧穴，将针尖固定在穴位皮肤的上面，右手持针柄，使针体保持垂直，当左手夹持针尖向下按时，右手顺势将针刺入皮下。

此种进针法适用于长针进针。它的优点是无痛，并可保证针体不偏离穴位的体内位置，并可避免弯针。

（四）双手舒张进针法

本法亦是常用的进针法之一，古人称为"舒张押手法"，又称为"平掌押手法"。

本法在具体操作时，有如下不同的方式。

其一，可用左手五指平伸，食、中二指稍微平置于穴位上，右手持针从食、中二指向下刺入。

其二，对于皮肤松弛，或有皱纹的部位，亦可用左手拇、食两指将贴近腧穴的皮肤向两侧撑开，使局部皮肤紧张，然后右手迅速进针。此种方法的优点是无痛、进穴准确。在运用长针深刺时，食、中二指在行针时靠拢，夹住针身，可避免针身的弯曲。

（五）双手提捏进针法

此法亦是常用的进针法之一，古人称为"夹持押手法"。

具体操作时，用左手拇、食二指将腧穴部位的皮肤捏起，右手持针，从捏起处侧面刺入。

这种手法多适用于皮肤较薄的部位。特别是面部的腧穴。此法的优点是在沿皮横刺时，可减少疼痛，并保证取穴准确。

（六）套管进针法

此法流行于现代，为一部分医者所用。

其中所提到的套管是一种能套进针柄（针柄为起直筒形者）的金属管或有机玻璃。

具体操作时，用套管把针套起来，压在穴位上，左手把持套管，并施以一个向下的压力，此时右手食指或中指急速叩打露在管外的针柄，使针瞬时进入皮下，然后再抽去套管，右手持针进一步施术。

此种方法俗称无痛进针法，是一种比较容易掌握的进针方法，其优点是无痛，且进针准确。

（七）器械进针法

近年来，有人设计出一种刺针器，和采血针的原理基本相同。用时把针打入穴位，也是一种很不错的进针方法。

（八）单手基本进针法

此法只是用右手持针。持针的方法是拇、食二指的指腹持针，中指爪甲顶压在穴位上，针柄端在拇、食二指弯曲弓内，进针时，针尖一接触皮肤，刺手要随腕关节（腕力）同时下压使针尖很快透入皮肤。

此法适用于2寸以下短针的进针。

（九）单手夹持针柄进针法

本法是刺手利用夹持针柄法，但中指指腹要紧紧贴在针身旁。针柄要与拇、食指基本平行。进针时，毫针靠拇、食指关节屈伸运动，将针刺入穴位。中指辅助针身或固定在穴位旁。此法适应于1.5寸以下的进针。

（十）单手夹持针身进针法

此法是用右手拇、食二指夹持针身，进针时，针尖对准穴位快速刺入，针尖与腕关节同时接触病人皮肤。针尖刺入后，腕关节仍贴紧病人皮肤，拇、食指沿针身抬起，再夹持上端针身，徐徐将针刺入穴位。

本法适应于长针在腰臀及下肢等部位的进针，其优点是进针无痛。

以上介绍的三种单手进针法，此种进针法的基础是在双手进针法掌握熟练后，或在指力、行针手法运用灵活后，方可改用单手进针。

二、进针体位

进针体法是针刺手法中重要的一环，而正确的进针体位是完成这一环节的必要保证。常用的体位有以下几种。

（一）仰靠坐位

此种体位适用于针刺头面、颈前和上胸部的穴位。

（二）俯伏坐位

此种体位适用于针刺头顶、后项和上背部的穴位。

（三）侧卧位

此种体位适用于针刺侧身部及少阳经为主的穴位。

（四）仰卧位

此种体位适用于前身部以任脉、足三阴经、阳明经为主的穴位，及前身部位穴位。

（五）俯卧位

此种体位适用于针刺背腰部以督脉、太阳经穴位为主。

（六）四肢体位

在坐位和卧位的基础上，按照取穴的要求，四肢可有多种体位的取穴法，今分别介绍如下。

1. 仰掌式：适用于上肢屈（掌）侧（手三阴经）的穴位。

2. 曲肘式：适用于上肢伸（背）侧（手三阳经）的穴位。

3. 屈膝式：适用于下肢内外侧和膝关节部位的穴位。

此外，还有一些特殊穴位的取穴体位，各种针灸书籍中的穴位部分都有较准确的说明。

三、实验进针法

笔者在多年的临床实践中，曾试用过多种进针方法。在众多方法基础上，结合古人论述，得出一种与别人进针法不同的进针方法，可命名为"无痛进针法"。

本进针法的特征是不仅可以保证无痛，而且可为下一步的施术打下坚实的基础。

其操作要点是两手协调，三步连贯，融为一体。即分割开来是运用三种手法，实际上是进针的三个不同阶段，而操作时，这三个阶段又当连贯在一起。

（一）按压施法阶段

这种手法由押手来完成，具体有揉、捻、爪、掐四种手技。这四种手技是由《黄帝内经》《难经》的"扪循""切散""弹努""爪下""推按"等法归纳演变而来的。其理论根据是《难经·七十八难》所指出的："知为针者，信其左；不知为针者，信其右。当刺之时，先以左手，压按所针荣俞之处，弹而努之，爪而下之。"

具体操作的方法是：在穴位选定未进针前，先以左手中指尖（或食指尖）在其所要针刺的穴位上用力重按压迫，并回旋式揉、捻、摇、撼其表皮肌肉，再以爪甲用力向下爪掐，计50秒左右，使患者感到应刺穴位的四周（或局部）有一种酸、麻、胀、重的感觉。此种手技对于四肢、腰和背部的穴位手法要重一些，对于头面、胸、腹部的穴位要轻一些。

如此施法的好处是能使穴位部的经络之气畅通，使进针时无痛，使进针后"气至"迅速。

（二）穿皮术

此法又称为"穿皮手法"，即针尖进入皮肤一刹那间的手技，具体有"叩""击""搔""刮"。

具体操作时，当按压法施术完毕，立即运用下法。

右手用拇、食、中指持针，做快速来回旋转，此时左手中、食、拇三指点穴时施以叩、击、搔、刮手技。具体方法是：在穴位周围用中指重力叩击。食指与拇指同时进行搔、刮的手技，要三指同时动作，并且要灵活机巧，乘机询问病人针刺疼痛否。由于此时快速旋转针柄的右手中的针尖尚未到达穴位表皮，患者回答当然是不痛，这时患者畏针惧痛的紧张心理已趋和缓。

向患者询问的同时，亦是针身旋转到最快的时刻，亦是针尖下达穴位表面的时刻，而手的叩、击、搔、刮手技仍然不停，而正是此时，右手通过腕、指力将针快速旋转刺入穴位皮下，由于快速旋转的针尖穿透力强，加之刺入迅速，而此时患者又是通过自己的感受"不痛"来回答医者，注意力根本没有考虑刺入是否疼痛，而此时针已刺入，因此患者是不会有明显的疼痛感的。

此法的妙处在于左手的手技使患者的穴位部位消除了紧张，而右手的快速旋转使患者产生已经刺入的错觉，而当医者询问患者是否痛时，患者又产生了第二次错觉，认为已经刺入医者才这样问之，患者大放其心，而正是患者失去戒心之时，亦正是针尖刺入皮下之时。

当然，要想保证无痛，其诀窍在于穿皮时左右两手的动作要协调一致，因此，平时必须经常练习，方有得心应手之妙。

反之，如果右手捻转针柄，当针尖到达穴位表皮时不是最快的转速，而此时，左手的叩、击、搔、刮的动作配合又不协调，患者对针刺就会有痛感。

务使左手叩、刮的麻痒感受，超过右手捻针穿皮的活动力量，这样方能使患者只感穴位周围麻痒感，而且再加上询问的另一层转移患者注意力法，患者就不会有明显的痛感了。

（三）捻转速进法

当针尖穿皮之后，双手动作仍然不停，右手迅速捻转针柄，将针向深层针入，使针尖通过真皮到达组织肌肉部分。到此针刺手法全部完成。

四、进针时医与患应持的态度

针治时所持的态度与疗效有着十分密切的关系。这主要是指医者与患者两方面应持的态度。

（一）医者的态度

《素问·针解》曰："手如握虎者。欲其壮也；神无营于众物者，静志观病人，无左右视也。"

《灵枢·九针十二原篇》曰："持针之道，坚者为宝，正指直刺，无针左右，神在秋毫，属意病者，审视血脉，刺之无殆。"

《针灸大成》曰："凡下针，要病人神气定，息数匀，医者亦如之，切不可太忙。又须审穴在何部分。如在阳经，必取筋骨之间陷下为真，如在阴部，郄腘之内，动脉相应，以爪重切经络，少待方可下手。"

《针灸大成》歌云："进针理法取机关，失经失穴岂堪施，阳经取陷阴经脉，三思已定再思之。"

（二）患者的态度

患者必须对针刺治疗树立信心，对疾病要有坚强的斗争意志。正如《灵枢·终始篇》中指出的，要求病人在受针时要"专意一神"，令志在针。《素问·五脏别论篇》曰："病不许治者，病必不治，治之无功矣。"这充分说明患者的有力配合是取得疗效必不可少的因素。

第三节　出针手法

按照病证的情况（如虚、实），施术后，就已经完成了治疗的必要步骤，最后一步，即出针。

出针亦为针刺治疗中的一个环节，因此，它与治疗是紧密联系在一起的。

首先，出针要依法而行，使之对治疗有必要的作用。

即加强对疾病的治疗作用。

其次，出针要避免出现不正常的情况，如疼痛、感染、出血、穴位变态等情形。

最后，出针要依法而行，不仅注意严格的消毒，而且要运用不同的手法。

《医宗金鉴·刺灸心法要诀》曰："如欲出针，须待针下气缓，不沉不紧，觉轻动滑快。方以右指捻住针尾，以左手大指按其针穴，及穴外之皮，令针穴门户不开，神气存内，然后拔针，庶不至于出血。"这就告诉我们，出针时，除了注意不使患者有疼痛感，更要根据补泻原理用不同的方法出针。如果出针的时候，不先捻转活动针柄，测验针下是否已达到补泻目的，有无滞针，即迅速猛烈地向外拔出，往往会使患者发生剧痛或使针孔出血。如遇到滞针时，这样出针，更使针下肌肉组织紧张，增加出针难度，甚至不能出针。

出针的方法，各种不同的针灸书中大多都有不同的介绍。从针刺手法上来区分，有捻转出针法和抽拔出针法两种。从针刺出针速度上来区分，有迅速拔出法和缓慢捻出法两种。从补泻的角度来区分，有补法出针和泻法出针两种。此外，还有滞针出针法和弯针出针法等几种。下面我们来综合介绍。

一、一般出针法

（一）一般捻转出针法

出针时，用左手按住穴位，右手捏住针柄，边捻转，边退针，针离穴位后，用消毒干棉球揉按针孔。

（二）一般抽拔出针法

出针时，用左手按压针孔，右手捏住针柄，把针轻巧地、缓慢地从孔穴中抽拔出来。

以上两种方法，适用于初学针刺疗法的医者，只要保证不出血、不感染，即算得法。当然在操作过程中，要把无痛的观念加进去，慢慢体会方可。

二、补泻出针术

（一）补法出针法

如果在治疗时，施用补法，出针时亦当随之。

具体操作时，先用右手轻轻微捻针柄，徐徐将针身上提，当针尖将要至表皮时，即用左手食、中二指夹住针身下端，轻轻用力向下按压，同时右手徐徐捻转针柄而上提，利用同时发生的左手下按、右手捻转上提的两种力量，把针退出体外。

出针后，立即用左手揉按孔穴，即施之以"扪法"。

本法的优点是不仅患者无任何疼痛感，而且能保持补法的进一步疗效，同时此种出针法也确实有补气血的作用，此外，还可增加针后的舒适感。

（二）泻法出针法

如果治疗时运用的是泻法，出针时，亦当随之。

具体操作时，先用右手迅速灵活地捻动针柄，感到针下空松，已无沉紧现象时，即将针身迅速向上提引，当针尖将至穴位表皮时，仍用左手食、中二指夹住针身下端。重力向下压按，同时右手迅速捻转针柄，将针身迅速上提而退出。

出针后，徐徐揉按针孔，或不揉按针孔。

本法的优点是除患者感到无痛外，又能加强泻法的治疗作用。

上面所介绍的两种出针手法，前者是根据《黄帝内经》"徐而疾则实"的原则产生的，而后者又是根据《黄帝内经》"疾而徐则虚"的本意形成的。

《黄帝内经》中的"徐而疾则实""疾而徐则虚"的意义，原有两种不同的解说。《灵枢·小针解》曰："徐而疾则实者，言徐内而疾出也；疾而徐则虚者，言疾内而徐出。"《素问·针解篇》曰："徐而疾则实者，徐出针而疾按之，疾而徐则虚者，疾出针而徐按之。"这两种说法，实际上是各有所指，并不存在相互矛盾。具体来说，前者是指进针与出针的区分，也就是后面我们要研究的"疾徐补泻手法"。后者则是专指出针时与出针后的揉按针孔。真气不得外泄，虚则得补，所以叫"徐而疾则实"；如果出针疾而徐按针孔或不按针孔，则邪气得泻，精气不伤，实可得泻，所以叫"疾而徐则虚"，这是出针时两种不同的补泻手法，与我们后面所要研究的"开阖补泻法"基本相同。

上面两种出针法在施术时，还应特别注意如下一些要点：当补泻完毕出针时，右手捻转针柄，而用左手食、中二指夹住针身，要注意，如补法是徐出针，右手轻微捻转，左手食、中二指夹针身向下按压时要轻微用力，使针徐出。

泻法出针是右手迅速捻转，左手食、中二指夹住针身向下按压时用力较重，因泻法出针要迅速，当针尖上提达皮下时，佐以左手食、中二指夹针身猛力压按针穴周围的肌肉，则针身容易迅速拔出。但要注意两指夹针身时，不要过紧，其主要作用是向下压按，使针穴的肌肉下凹，则针身易上拔而出。

三、快速拔出术

本法适应于无滞针情况下的一切出针。

本法的操作方法，从外观上来看，是十分简单的。即只用右手（刺手），快速把针拔出，不做任何辅助手法。但是，要想真正掌握此法，却有相当难度。

第一，当刺手捏在针柄上的片刻，即能知晓是否出现滞针、弯针。这要从大量的临床实践中慢慢体会，才能悟出其中奥妙。

第二，医者要有深厚的指力、腕力功底。施术时，自感一股内生的气油然而现，把腕力、指力编织在一起，爆发于指端，迅速把针拔出。

第三，此种起针法，论其快，不仅指一穴而言，而是指所有刺入之针，用飞快的速度一下子完全拔光。因此，要求医者指、腕出现的这种爆发力，不仅有瞬时功能，而且得有一定的持续功能。

第四，医者必须要有这样一种感觉，如同从豆腐上拔针一样，方为成功。

这种出针的方法是笔者使用多年的一种出针法。笔者从大量的临床实践中体会到，运用这种出针法，可以保留和发挥原有的治疗效用。原来是运用泻法的，用此法出针后，仍能继续发挥其泻的作用。

原来是运用补法的，用此法出针后，仍保留其补法的作用。原来运用大泻手法治疗时，用此法起针后，可使"针痕"保留相当一段时间。原来运用"补中寓泻""泻中寓补"者，用此法出针后，又可使之恢复平衡。

四、滞针出针术

凡是出现滞针情况的，不论何种原因所致，都会出现穴位四周肌肉紧张的状况。其特征是针身固定不能转动和上提。

遇到这种情形时，首要的一条是医者要保持平常一样的姿态，万不可大惊小怪，更不可因医者的态度改变，引起患者的不适，而加重其滞针程度。

　　然后，以关心患者的姿态出现，给患者指出，为了更好地提高疗效，需要在另外几处加刺几针，使患者产生对医者的好感和信任感。从而从精神上使患者由紧张变为轻松。

　　在加刺时，先用两手拇指爪甲挨着针身与穴位表面，强烈用力压按滞针的四周皮肤肌肉，爪切力要重一些，同时配合以揉、捻的手法，用两手拇指向针的四外搓推，2~3分钟后，可轻微地试捻滞针之柄，如已活动，可顺势把针提高至皮下，或直接拔出，而成功矣。

　　如果滞针仍未活动，可再留一段时间的针，同时捻转其他未滞针穴的针，以待气散。几分钟后，若滞针稍有活动，可另外以拇指第一节压按针柄端，用食指爪甲由针柄下方向上频刮，以活动针体，同时再度捻转针柄，若针体已活动如常，则可迅速捻转，将针提出，出针后可在穴位上按摩片刻，以活动和平衡局部气血。

　　如果施用上法后，仍无效者，可在施上法的基础上加刺几针，因为运用上法无效者，多因滞针时间过长。因此，除运用上述手法外，可另在滞针之四周5分左右处，加刺四针，用雀啄术交替施术，并重捣摇撼针体，4~5分钟后，则滞针的周围肌肉即可松弛，这时，再去捻动所滞之针，则早已动矣。

　　同时也可在滞针穴的同一经的上下最近穴位处，加刺两针，并使针感指向滞针处，亦可迎刃而解。

此外，亦可用艾条灸针柄、针体及穴位处，亦可把针拔出。

《针灸大成》曰："如针至深处，而进不能退不能，其皮上四围起皱纹。其针如生在内，此气实之极也。"因此，究其滞针原因，通常是由于患者过度紧张，而导致穴位部皮肤、肌肉过度紧张，吸住针体，此种原因造成滞针者，运用上面所施之术，均可把针拔出。

出现滞针的原因，偶然亦由于在皮下出现一种黏稠的白丝缠住针体（皮肤缺少弹性，针孔不能收缩，而又以留针时，偶尔有此种情形。在显微镜下观察，其黏丝极像组织液中析出的纤维素样物质）。因此，因针体被黏着所致时，可不要再留针，索性让患者少一些疼痛。术者用左手压穴，右手用力把针抽出来，力量要匀，防止折针或针柄脱落。

第五章　进针后的基本手法

第一节　得气与行气

用针刺治疗疾病时，同用一种针，同扎一个穴，同治一种病，往往出现非常不同的效果。当然，影响效果的原因是很多的，如果仅就针刺的技术来探讨，"得气"与否是直接影响疗效的关键。

《灵枢·九针十二原》曰："气至而有效，效之信，如风之吹云，明乎若见苍天。"

《标幽赋》曰："气速至而效速，气迟至而不治。"这充分说明得气与否直接关系到针刺的疗效。

《灵枢·终始篇》曰："气至乃休。"《灵枢·九针十二原》曰："刺之而气不至，无问其数，刺之而气至，乃去之，勿复针。"这说明若刺之得气，可告一阶段，若刺之而不得气，则永远不可停针。所以古人云："宁失其机，勿失其气。"就是这个道理。进针后的首要问题是得气。

一、得气

何为得气呢？一般把得气称为"针感"，日本人称其为"针响"。

所谓得气，就是指患者在针刺的部位，穴位上出现酸、麻、胀、痛、冷、热及触电样等感觉。这些反应，从扎针的穴位开始，向上或向下沿着经络的循行通路发散，有时扎针部位的肌肉同时发生一下抽动。这是从患者的角度来阐述。

对医者来讲，医者在针下感到沉涩而紧，针体转动亦出现了阻力。《标幽赋》对得气的感觉做了细致的描述，其文曰："轻滑慢而未来，沉涩紧而已至。"并进一步指出："气之至也，如鱼吞钩饵之沉浮；气未至也，如闲处幽堂之深邃。"

《针灸大成》更形象地指出："轻浮、滑虚、慢迟，入针之后值此三者，乃真气之未到；沉重、涩滞、紧实，入针之后值此三者，是正气之已来。"得气这种现象，《灵枢·行针篇》中称为"神动""气行"，即所谓"神与气相随"。

在《标幽赋》徐凤注释中称为"神气既至"。

在《标幽赋》吴昆注释中称为"本神朝穴"。

以上这些都说明"得气"是由于针刺而激发了经络穴位的"神""气"活动。因此。在《灵枢集注》中指出："行针者，贵在得神取气。"

对于不能协作的患者，如昏迷病人、聋哑病人、儿童等，是否得气，完全依靠医者的针下感受，或通过针刺部肌肉或远端部肌肉的跳动来获得"气至"的指征。

怎样才能使针下得气呢？得气的出现，有如下两种情形。

第一种是进针后，当针体进一步深入时，自然出现"气至"现象，这当然是最理想的了。这种情形的出现，无疑是与医者的深厚功底分不开的，但亦有一些其他的外在因素。

第二种是运用一定的手技、手法后，出现"得气"。这正是本节所研究的中心问题，而完成这一任务，又可通过下面两种方式。

第一种方式是"候气"，所谓"候气"是用等候的被动方式出现"气至"。其方式是，当针刺入后，未见"气至"时，可将针留于原处，留针 1~2 分钟，或直至 7~8 分钟后，再提插、捻转，有时可出现"气至"。如果仍不"得气"，则可用"催气"的方式来使之"得气"。所谓催气法是指通过一定的针刺手法，使之出现针感。如何才能正确地掌握好这一环节的手法呢？还应从不出现针感的原因来加以分析处理。

（一）试探催气法

本法为催气时首先运用的方法之一。其主要针对取穴有误的情形。

其具体操作方法是：当针刺入应有深度，又经过"候气"而仍未得气者，可将针从深部徐徐提至皮下，然后稍稍改变针刺方向后，再将针刺入应有深度，并配合以捻转、提插手法，大多数患者经过 3~5 次不同方向的探索，可以出现"得气"。使用这种催气方法时，要注意针刺的方向不能改变过大，过大了就离开了穴位，反而不能达到催气目的。此法对于失位、失经的情况，一般来说，总是有效的，如不见效，可改用其他催气法。

（二）捻针催气法

本法亦称为"提插捻转催气法"，比较容易操作。

捻针就是捻转针柄旋出旋入。手法是用刺手拇、食二指捏住针柄，另用刺手指的第一节指背在拇、食指之后，顶住针体，施用左右捻转 30°左右的方式，滚动针体，旋入旋出的进退提插。插时连续施以一按一松的操作。提时施以连续一提一松的操作。约施术 5 分钟即可出现针下气至。这一手法是根据《黄帝内经》中"徐出徐入，谓之导气"的变化而施用的。

如果不效，除了由于手法不熟练的原因之外，还可能由其他因素导致，比如施法之后，有些穴位气至，而另一些穴位不气至，这样可能是由于患者的特殊体征所致。因为临床实践告诉我们，有些患者的感觉特别迟钝。此时，可考虑另外用其他的方法来进行催气。

（三）雀啄催气法

本法的持针和上法相同，只是在施术时加重捻转力量，将针频频向下捣按，再向上提引，如此反复施行，可出现针感，但是在运用本法时，务使掌、指力量充实。运转又要迅速而灵活。

（四）指循催气法

本法是进行催气时，首先运用另一种方法，当针刺入应到深度后，如不得气，亦可先用本法催气。

其具体操作方法是：医者可以从离针刺穴位最近的一个穴位开始（一般选用离病所较近端方向的循行通路上的穴位），由近及远，按压同一经络上的穴位，如此反复施术若干次后，再在针刺穴位上捻转提插。有时亦可用左手循按，右手同时捻转提插，如此，可能出现"得气"现象。

本法与第一法为平行的催气方法，选用哪一个可灵活确定。

（五）刮针催气法

本法是运用刮针术而使之出现针感的一种方法。

其具体操作的方法是：用押手拇指端压按在针柄头上，略向下用力，两手食指弯曲，指背相对，夹住针体，另用刺手拇指爪甲在针柄上频频上下刮之。如此反复施术后，可能出现针感。

这种方法要求较高，刮针技术必须熟练，指力与关节力要灵活。尤其要注意，指甲不宜过长，亦不宜过短，以免影响刮针的手法。

本法与第二法为平行使用方法。

（六）综合催气法

如果上面各法均无效者，可考虑使用综合催气法。

本法的难度较高，只有在相当熟练的基础上，方可运用而有效。

具体操作的方法是：刺手要弹（用刺手中、食二指弹动针柄）、拨（运针时，有如竿拨物之势，使其针亦向左右、上下拨动）、刮（用左、右手爪甲刮针柄）、摇（执针柄向四周摇转，以催运经气的传导，而促进针感的出现）。

运用本法时，押手要循（左手指于针刺穴位的前后经络循行区循按，触动经脉，使经气传导）、扪（左手沿着经络的循行区域，轻轻地扪压，以推动经气）、捣（左手用比较重的力量，在被针刺的穴位上下，沿经络循行路线捣动）、按（在针刺穴位四周按柔）。

本法的要点是：两手要有机而灵活配合，通过两手的巧妙配合，把各种具体手法融为一体，变多法为一法，而此一法又往往不是同法。只有这样才能得心应手，所遇皆克。

二、行气

何为"行气"呢？行气是指针刺感应向一定的部位（主要指病所）扩散和传导的现象。

《针灸大成》曰："有病道远者，必先使气直达病所。"此即是说远道取穴时，要使针刺感应放散到病痛所在，此即指"行气"而言。

对"行气"的原理，在《灵枢集注》中曾这样指出："气行则神行，神行则气行"，可见行气是以神、气活动功能为基础的。

不少书中把"得气"与"行气"混为一谈，实际上二者是有区别的，"得气"是指出现针感，其中亦包括扩散感、传导等征兆，但未指出，必须指向病所，而"行气"是指传导感直至病所而言。此外，在难易程度上亦有所区别，比如针刺足三里治疗胃部疾患，其针感下传至足来之易，而其针感上达至腹则较难。因此，讲得气容易，行气难。

"行气"就是主动控制针感的传播方向，使针感传导至所需的部位。本法亦即古人所说的"运气法"。

本法的理论要点是："气至病所""气至而有效"。

施行这一手法时，必须保持环境安静、温度适宜（以20~25℃为适宜），医患双方均要保持宁静状态，思想要集中，心情要平静。

在此基础上，术者进行轻微的捻转或震颤，使患者得到一种柔和持久的刺激。《素问·宝命全形论》曰："凡刺之真，必先治神。"《素问·针解篇》中又进一步指出："制其神，令气易行。"此说，制神方能气行，而制神是指医患双方均要宁心静气，神安息匀，且患者又当宽衣解带，以保证感传顺利进行。

（一）引气归经法

若有经气偏离现象，要随时调整进针的深度和方向，以保证经气传导顺利进行。

《金针赋》曰："欲气上行，将针右捻，欲气下行，将针左捻。"

《针灸大成》曰："徐推其针气自往，微引其针气自来。"具体操作时，可用捻转提插综合手法，先将针提至皮下，再改变方向刺入，无效可反复改动。但要有个依据，即"宁失穴，勿失经"。若经气行到关节而不能通过时，应继续行针，等候片刻，或辅以循经按切法，帮助经气通过关节而直达病所。

本法可首先使用，若不效可改用他法。

（二）指向控气归经法

本法是运用针尖的方向、指按的位置，或者两者配合的三种方式来完成的。

《针灸大成》曰："转针向上气自上，转针向下气自下。"因此，针尖所指的方向，与针感传播的方向相同。

《金针赋》曰："按之在前，使气在后，按之在后，使气在前。"因此，指按的方位与针感传播的方向相反。

以上两种方式是指针尖向上则气上行，针尖向下则气下行，因此只要针尖直指病所，则针感亦就传向病所。指按的方位是指按穴下气上行，指按穴上气下行，因此，运用指按与病所相反的方向，则针感可直达病所。

以上两方法，若综合使用，既注意针尖的方向直指病所，又注意指按的方向与病所相反，这样针感则更易直指病所。

（三）加刺接通引气归经法

如果针感已指向病所，但仅传播一段，又停止不前，如果出现此种情况时，可用本法来处理。

本法的要点是在同一经络上于传导已达位置之后方的穴位上，用针尖指向病所加刺一针，而在此新刺的穴位上，施用上面各法，使针感直达病所。如果距离远，有时可加刺 3 个左右穴位。

（四）横卧摇针法

本法的特点是在操作时，大幅度捻转针身，并把针身卧倒而摇，可使感应向一定方向传导，甚至可向更远的方向传导。

三、针下辨气

针下"辨气"，是指针刺得气之后，进一步辨别这种针刺感应是否正常，即辨别"正气"与"邪气"。具体而言，是辨别正常的"得气"与不正常的"得气"。

古人对此非常重视，描述亦极为详尽。如《素问·宝命全形论》曰："静意视义，观适之变，是谓冥冥，莫知其形。见其乌乌，见其稷稷，以见其飞，不知是谁。"这就是说要十分安静地，并聚精会神地来观察施针后的形气变易。不然虽经气到来，也是冥冥然无形可察的。假如能细心观察体验，详加辨认，在气至时，就会觉得好像乌鸦的聚集；气盛的时候，好似稷禾欣欣向荣的一片茂盛之象，气的往来，又像是群鸦的飞来飞去。所以如果不能很好地辨别针刺体验，就会只知经气的飞腾，却不知邪气的干扰。因此，本文又指出："经气已至，慎守勿失，深浅在志，远近若一，如临深渊，手如握虎，神无营于众物。"

这样才能达到"法天则地，随症而动，和之者若响。随之者若影，道无鬼神，独往独来"的目的。

因此，古人有四难的谚语："刺针容易辨证难，辨证容易取穴难，取穴容易补泻难，补泻容易辨气难。"如不静意视义，观适之变，往往是心中了了而指下不明。

那么如何来辨别正气与邪气呢？《灵枢·终始篇》曰："邪气来也紧而急，谷气来也徐而和"。这就是说，正常的得气感应是谷气至（或曰"真气""精气"至），当下针之后感到针下不紧不松、不吸不顶、不急不涩。针下满实和缓，乃徐徐而和缓如绵，病人亦较好受。

不正常的得气反应，是邪气至，又有实邪和虚邪之分，实邪则下针之后，多感到针下缠绕而紧束其针，行针涩滞，寒邪则兼见吸针入内。热邪则反见有顶针出外，暑湿之邪则见紧无束意而反见流利，湿重者更见有在针孔处体液外溢的情形，风邪则紧中带缓，在针体周围多见红晕突起，或如豆瓣复置。

若为虚邪，则下针之后多弛缓无力，造成寂然无闻。

气虚者，无力而缓，若深刺之地部，则反见沉紧之象，或和缓如常人。阴虚者，无力而虚涩不利，病人亦难受。

如何处理呢？遇到这种情形时，可运用缓慢的提插手法以解除涩滞，即将针徐徐提至皮部，再慢慢插入，如此反复施行，以针下既有沉满而又无涩滞之感为妙。

《针灸问对》曰："病未退者，针下如根。推之不动，转之不移，此为邪气，吸拔其针，未可出针，出则病复，再须补泻，停以持之，直候病势已退，针下微松，如鱼吞钩之状，乃真气至也，方可出针。"

四、不得气者辩

若针刺入后不"得气"者，而又经过验证与取穴、施法等无关时，当做如下处理。

如属感应迟钝超乎常人者，首先以候气之法来解决。《素问·离合真邪论》曰："静以久留，以气至为故，如待所贵，不知日暮。"而《灵枢·九针十二原》曰："刺之而气不至，无问其数。"后段经文除了有手不离针地运用灵活的进退、提插、捻转手法，不徐不疾，"无问其数"地反复进行外，同时要细心地体会针下有无得气出现这一层意思。还有一层意思是，针刺的次数问题，即此次针刺未得气，可等到下次针刺时再施法而使气至。如果下次仍未气至，还可再刺再等而直至气至。

因此，对于个别对针刺感应特别迟钝的患者，往往在第一次施以多种催气手法后，激发了它的经气，第二次则很顺利地达到气至的目的。

终久不得气者，个别亦有之。若为感觉丧失的患者，倒不足为虑，但医者要慎重辨之。

如刺之针下极虚，无任何反应和感觉，造成如插豆腐状，虽补之亦复如是者，其胃气已绝矣，其后果多不良。

《难经·七十八难》曰："不得气，乃与男外女内，不得气，是谓十死不治也。"

故因针下是否得气，可辨吉凶，所以王节齐曰："明得个中趣。方是医中杰，行医不知气，治病从何据？"正是这个道理。

五、进针后的其他手法

在留针的过程中，为了积累一定的刺激时间，常用的方法有"间歇行针法"和"持续行针法"两种。

（一）间歇行针法

针刺得气后，不立即出针，将针留在穴位内，每隔数分钟，进行提插、捻转一次，每次持续数秒钟到数分钟，反复多次。这样可以使几个间断的刺激量综合起来，发挥较强的作用。

（二）持续行针法

针刺得气后，连续不停地提插、捻转，维持一定的时间，可从数分钟到数小时，直到症状缓解或达到治疗目的为止。

第二节 进针后的基本手法

针刺入皮下后，即完成了进针的基本操作。接着需要用进针后的基本操作手法，来完成"气至""补泻"，从而达到治疗疾患的目的。有关补泻手法，将另章专论，此处仅介绍进针后的基本操作手法和有关辅助手法。

一、基本操作手法

（一）进退基本操作手法

本法包括进、退、按、提四种基本手法。

进，指针身从浅到深，可用捻进和刺进两种方式来完成。捻进时，以右手拇指和食、中二指执住针柄，一前一后交替捻转，捻转的幅度为180°~360°，不可只单向转动，且要有一个向下的压力方可。所谓刺进是指入针之后，如果深度不够可继续深入。退，是指从深到浅，可运用捻退和抽退两种方式来完成。所谓捻退，是指来回捻转的同时稍加一个向上的提力。所谓抽退，则是完全依靠匀力上抽之法来完成。

按，是指入针以后，连续施以一按一松的操作手法，按力要匀，松为暂息。

提，是指入针以后，连续施以一提一松的操作手法。提与抽的区别在于提比抽要慢一些，而抽比提时间要稍长一些。

（二）回转操作基本手法

本法是手指前后捻动，使针像钻头一样来回转动，捻转的角度不可太大，以免牵掣皮肤而引起疼痛，但要有一定的角度。

捻转快而角度大则反应强，反之则反应弱。

（三）摇摆操作基本手法

摇法的基本操作是搬动针柄，以针尖部位为支点，使针体往复摇动。

摆法的基本操作是搬动针柄，以针孔部位为支点，使针尖往复摆动。

（四）盘旋操作基本手法

本法操作时，可将针倾斜，以针孔为圆心，使针作弧形运动。

本法适用于腹部穴位。一般盘90°，有时可达180°。其作用可加强反应及控制感觉的传播方向。针尖所指的方向，就是行气的方向。

（五）留针

在运用手法后，将针体留置在患者的穴位内，称为留针。

留针的时间，自数分钟至1~2小时不等，特殊情况下，可留针几十个小时，总之，要根据病情而定。

留针的目的有二，其一是气不至而需要候气时，可以留针。其二是邪气太盛，为了宣散邪气，除了用手法外，亦可留针。此外，在某些特殊情况下，当针下紧滞时，可留针以缓解之。

从总体来讲，留针的目的是为了提高针刺疗效。

二、辅助操作手法

所谓辅助手法，是进行针刺治疗时，为了使其得气或增强疗效所运用的一些辅助方法，称为辅助手法。常用的基本辅助手法有以下几种。

（一）循法

针刺不得气时，可以用本法来催气而使气至。

其具体操作方法是：用手指沿着经脉的循行路线，轻柔地上下循按或在穴位的高部上下左右，轻轻地按柔或拍打。

《针灸大成》曰："用指于所属部分经络之路，上下左右循之，使气血往来，上下均匀，针下自然气至沉紧。"又曰："循其部分理何明，只为针头不紧沉，推则行之引则止，调和气血两来临。"

本法的主要目的是帮助经脉中的经气运行，使针刺容易得气，适用于得气感应迟缓的患者。

（二）弹法

《针灸问对》曰："如气不行，将针轻轻弹之，使气速行。"

《针灸大成》曰："弹而努之，此则先弹针头，待气至，却退一豆许。先浅而后深。自外推内，补针之法也。"

本法用于得气迟缓的病人。弹法可启发经气，加快、增强得气感。操作时，用手指轻轻弹动针尾，使针体发生微微连续的震颤。

（三）刮法

本法的作用是启发经气，加强感应扩散，从而辅助经气放散与传导。

本法的具体操作方法是：用左手拇、食二指扶住针身下端，右手拇指抵住并施压针柄顶端，用右手食指或中指的爪甲自下而上反复刮针柄；或用右手拇、中指夹扶针身，用食指爪甲自上而下刮针柄。

此外，亦可用右手拇、食二指做螺旋形从下而上刮针，又称为"旋刮术"。

（四）飞法

《医学入门》曰："以大指次（食）指捻针。连搓三下，如手颤之状，谓之飞"。

飞法可增强得气感，督促经气运行。

操作时，刺手用基本持针法，以捻转为主，施术时，连续大幅度捻转三下，然后迅速放开刺手，拇、食指呈"八"字形张开，状如飞鸟展翅，一捻（三下），一放，反复数次。

（五）震颤法

本法又称"雀啄法"，可使感应加强。操作时刺手持针做小幅度而又较快提插，其状如颤动，可反复使用。

（六）小幅度快速提插捻转法

本法为新创手法。其临床效果好，且气至快而得气长久。

具体操作时，刺手仍用基本持针法，但无名指要贴在穴位一旁。其操作要点是，以腕关节上下快速活动，带动刺手拇、食、中三指，达到快速提插。在针身提插的同时，刺手要同时捻转针柄，捻转幅度以不超过30°为好。而提插的频率要求达到200次/分以上，方可收到满意效果。

一般来讲，频率越快，效果越佳。此法若要把握好，须狠下功夫刻苦练习。如若双手同时操作，其临床效果则更佳。

练习时，可用两个大型棉球状物练习，两球之间用一无弹性的带子系好，挂在脖子上（或固定在某一平板，上利用一切可利用的时间，练习腕力、指力、频率，经过一段时间苦练，即可顺利掌握。

第六章　补泻手法

俗语云："针灸易学，补泻难明。"何以见之？

因为病象虽是千变万化，但是它总不能离开脏腑阴阳之失常，而某一经络脏腑之发病，也绝不能超出阴阳、表里、寒热、虚实之纲领，审察病机之所在，根据脏腑经络之所属，视邪之所中为阴为阳、属寒属热、或虚或实，而施以适当的补泻治疗，以疏通经络、宣导气血、补虚泻实、扶正祛邪、调节阴阳平衡，为治疗疾病之大法或关键。

补泻是中医治疗疾病的基本原则，也是阴阳学说和整体观点在针灸中的具体表现。

《素问·调经论》曰："百病之生，皆有虚实，而补泻行焉。"此即指出，一切疾患均有虚实之说，而治疗时，当用补泻之法。

《灵枢·经脉篇》曰："盛则泻之，虚则补之，热则疾之，寒则留之，陷下则灸之，不盛不虚。以经取之。"此即指明针刺疗法中的治病准则，以达维持阴阳协调，保持机体平衡。

《素问·宝命全形论》曰："刺虚者须其实，刺实者须其虚，补泻之时。以针为之。"此即进一步指运用针刺疗法的补泻纲要。

然而，针灸与用药截然不同，因为药物以其性味归经不同，而行补泻，有着客观物质，而针灸则除针刺处穿一小孔外，别无他物。泻者，以泻其余血、余气与邪气，大部分未见到任何有形之物的丧失，仅在刺络疗法中见到放血一宗。补者，人体本身已虚，针刺并无任何有形之物相予，给予者，仅是针感与热感。

要明白其中机理，当先从何为虚实来论。《素问·通评虚实论》曰："邪气盛则实，精气夺则虚"，这说明实是邪气有余。虚是正气不足。但如何来实施补虚泻实呢？《灵枢·九针十二原》曰："气至而有效。"这里的气包括正气和邪气，而针刺的目的正是要扶正祛邪，正气不到，就无法补，邪气不到也无法泻。

如何才能把补泻发挥得恰到好处呢？首先必须要考虑到机体的情况，具体即指辨证论治。

如果辨清病在气，《素问·调经论》曰："气有余则泻其经隧。无伤其经，无出其血，无泄其气，不足则补其经隧，无出其气。"其意为，气病有余，泻其经隧时，不要伤了经脉，而且不要出血，不要伤了正气，如果不是，则更不能伤正气，此时则该补了。

如果辨清病在血，《素问·调经论》曰："血有余则泻其盛经出其血，不足则视其虚经，内针其脉中，久留而视，脉大疾出其针，无令血泄。"其意为，血有余，出血以泻邪气充盛的脉络，不足，补其不足的络脉，不要刺出血。

《素问·调经论》曰："病在脉，调之血；病在血，调之络；病在气，调之卫；病在肉，调之分肉；病在筋，调之筋；病在骨，调之骨……针道备矣。"此即总括而论，但明确有指。

此外，如辨清阴阳偏虚，《灵枢·终始篇》曰："阴盛而阳虚。先补其阳，后泻其阴而和之；阴虚而阳盛，先补其阴而后泻其阳而和之。"

若邪盛而正虚，可用"疾出以去盛血，而复其真气"。在手法上，《素问·八正神明论》曰："泻必用方"，"补必用圆"。

总之，补泻手法是针灸临床上必不可少的针刺手法。其原理所在，在于调节气血、平衡阴阳。通过气至病所推动其阻遏气血的运行，以达到平衡脏腑、补虚泻实的作用。

此种补泻在于人体的自我修复，调动腑腑本身自救，调动脏腑之间"互救"。因此，用调节脏腑本身和各脏腑之间的关系来行补泻，是一种自然调节的推动力。

因此，并非直接补其不足或泻其有余，而是通过经络的调整作用，产生间接补虚泻实的作用。

在临床实践中，除单纯补和单纯泻的手法外，尚有补泻兼施、补中寓泻、泻中寓补、平补平泻等手法。其着眼点在"调"字。故针刺补泻的原理就是调节阴阳。而补泻的实施又是通过不同的补泻手法来完成的。

只要能掌握好正确的补泻手法,则"补泻难明"的问题就会迎刃而解了。

为了能更好地掌握补泻手法,并把其有效地运用于临床,要在研究和掌握先贤有效补泻手法的基础上,进行交流探讨,并通过临床实践加以实验。

若要使补泻手法发扬光大,使更多的人掌握,应从"手法量学数据"入手。

大家知道,针刺补泻手法总包含着刺激强度、刺激量(内含时间的概念)、机体的耐受性(内含穴位本身的特性),以及针刺后出现效应的器官这四方面的因素。这一切将以"手法量学概念"来概括,而将以一定的科学数据来研究探讨。除去穴位本身的特异性,达到最佳补泻手法各方面数据来加以运用,从而寻找出规律性的东西,更好地服务于针灸临床。

第一节 基本补泻手法

一、徐疾补泻法

(一)源流概述

《灵枢·九针十二原》曰:"刺之微,在速迟。"因此,本法的关键在于"速"与"迟"两种相对的针刺手法的运用。因而所谓疾徐调和阴阳的目的，是为了达到提高疗效的结果。

在介绍本针法的操作方法时，《灵枢·小针解》曰："徐而疾则实者，言徐内而疾出也。"马莳曰："凡欲补者，徐内其针而疾出则实。凡欲泻者，疾内其针而徐出之，则为泻，故曰疾而徐则虚也。"

徐进针为分部进针，先浅后深；疾进针为一次进针，先深后浅，此因针刺深浅有阴阳之分（外为阳，内为阴）。正如《难经集注》中指出："皮肤之上……阳气所行，肌肉之下……阴气所行。"

因此，徐徐分部进针渐入，由浅逐步至深，可将体皮之阳随之引导至深，得气后，快速出针，经脉无伤，其气不得外泄，故为补；速进针无伤其经脉而直达深层，得气后，徐出针而分部渐退，令阴气随之外出，故为泻。此即所谓"阳下为补""阴上为泻"，以疏内外阴阳，使深浅之气调和。

《灵枢·九针十二原》曰："补曰随之……去加弦绝……"指出补法出针之迅速，如离弦的箭一样。《素问·调经论》曰："……方实而疾出针……是谓追之。"追之即是补之。因此，疾出之意，就是使真气（经气）保存，反之则泻气。

《灵枢·九针十二原》曰："言实与虚，若有若无。察后与先，若存若亡，为虚与实，若得若失。"这里指的是气的有无。

《灵枢·小针解》曰："言实与虚若有若无者，言实者有气，虚者无气也。察后与先若亡若存者，言气之虚实，补泻之先后也，察其气之已下与常存也。为虚与实若得若失者，言补者怵然若有得也，泻则恍然若有失也。"这里所指的得失，说的亦是气的得失。补泻之基本道理即在于此。

《素问·针解篇》曰："徐而疾则实者，徐出针而疾按之；疾而徐则虚者，疾出针而徐按之。"此即指进针的速度来谈，而只提出退针的快慢与按压腧穴的疾徐。

《素问集注》曰："《小针解》以针之出入分疾徐也，《针解篇》之所谓疾徐者，论出针之疾徐，按俞之疾徐也，故名之曰《针解》者，解《小针解》之未尽也。"

《素问吴注》亦提道："针下得气徐出针而疾按其穴，经气不泄，乃实之也；针及于经，疾出针而徐按其穴，邪气得泄乃虚之也。"

从上所引论说而见，《素问·针解篇》似以压按穴位开阖与出针疾徐而言补泻，与《灵枢·小针解》似有不同，但究竟是完全不同呢？还是从两种不同的角度来剖析问题呢？尚需进一步通过实践得以证实，笔者倾向于后者。

（二）操作方法

当用进针手法把针刺入表皮之下后，分段徐徐缓慢进针，略予捻转，气至出针时，先将针提至皮下，稍停顿，然后快速出针为补。

当用进针手法把针刺入表皮之下后，快速一次进针至应达深度，多加捻转，气至或留针气至后，缓慢分段出针，为泻法。

进针慢，刺激轻；进针快，刺激重。前者为补法，适用于虚弱型病人；后者为泻法，适用于急症、实证，可用于体质好的病人。

二、提插补泻法

提插补泻法是进针皮下后，通过提插（按）针使针上提下插，分别轻（慢）重（紧）上下行针，而达到补泻目的一种针法。

本法适用于要针刺的深度很浅或很深时。

（一）源流考述

《灵枢·官能篇》曰："泻必用圆，切而转之，其气乃行，疾而徐出，邪气乃出，伸而迎之。摇大其穴，气出乃疾。补必用方，外引其皮，令当其门，左引其枢，右推其肤，微旋而徐推之，必端以正，安以静，坚心无解，欲微以留，气下而疾出之，推其皮。盖其外门，真气乃存。"

本段经文告诉我们，泻必用圆活流利的手法。切按穴位而捻针，快进针而徐退针，提针而近其来，摇大针孔，邪气乃出；补法必用端静从容手法，先按其皮肤，令其舒缓，左手按穴位，右手循摸皮肤，刺入皮下后，轻轻捻针，徐徐插入，气至后少许留针，待经气流过而疾出针，按闭针孔，使其气留于内。此外，《素问·刺志论》亦曰："入实者，左手开针空也；入虚者，左手闭针空也。"也说明了在出针时迅速按闭针孔，使经气不得外泄，是谓补；出针后摇大其穴，不闭针孔，使邪气得以排出为泻。

《难经·七十八难》曰："得气因推而内之，是谓补，动而伸之，是谓泻。不得气，乃与男外女内。"此即针下得气后，向深推进（插）为补法。摇动针身而向上提伸为泻法。此处的男外女内是指阳外、阴内，阳指浅表，阴指深里层。张世贤曰："男外女内，即阳外阴内也，勿着人之男女看……"

《难经·七十六难》曰："当补之时，从卫取气。当泻之时，从荣置气。"卫荣与阴阳、浅深之理相同。

《针灸大成》曰："伸者提也，按者插也。如补泻不觉气行，将针提起。空如豆许或再弹二三下以补之……提者自地部提至人部、天部，插者自天部插至人部、地部。"这说明针插为补，以补阳气，由浅入深；提针为泻，由深至浅，以泻阴气。为后世医家所论的提插补泻手法，紧按（插针较重）、慢提（提针较轻）为补；紧提（提针较重）、慢按（插针较轻）为泻，提出了理论依据。

提插补泻之理，是通过上下提插刺激强弱而达到疏导阴阳的作用。重插慢提使体表之阴的流散之气收入脉中，深入之内，就是所谓："从外推纳而入之""阳下为补"。

轻插紧提，使深部之阴引出浅表，即从"内引持而出之""阴上为泻"。

古人认为，通过这样"因阴阳内外而进退针"的操作，使得针刺部位的阴阳内外（深浅部）元气调和，就能解决脏腑器官的各种虚实偏胜的现象。

但是，在《八法手法歌》中却认为："急按慢提阴气升（泻），急提慢按阴气降（补）。"此种论述恰和前述相反。

在《金针赋》中又认为："男子……提针（紧提）为热（补），插针（紧按）为寒（泻）；女子……插针为热，提针为寒。"

在《医学入门》中提出："男子午前提针为热，插针为寒，午后提针为寒，插针为热，女子反之。"

以上这些说法，确有自相矛盾之处，这有待进一步探讨与研究，但有人借此而否定此种基本补泻手法，认为本法是由阴阳学说推演而来的，这是不确切的。

通过大量临床实践，进一步说明，对于经脉不通，气血痹阻，肢体失去濡养而痿废不用，针刺有关腧穴，通其经络，疏其血气起到了舒经通络、解决闭结的作用，而达到兴废起痿之目的，而这些又必须运用提插基本补泻手法来综合完成。

本法古人又称为"天、人、地三才补泻法"或称为"三才补泻法"。

本法一般对任何一个穴位的预定刺入深度都分为三等分。补法是分三次，按照浅（天）、中（人）、深（地）的顺序进针，而出针时则一次提出；泻法是直接刺入预定深度（地部），然后按照深（地）、中（人）、浅（天）的顺序出针。

（二）操作方法

把针刺入穴位应有的深度得气后，针在穴位内上下提插（按），插针时用力较重，而后轻轻提针，针由深出浅，即为补法。实际运用时，可以反复地重插轻提。

反之，插针时用力较轻，而后较重提针。针由浅入深，反复轻插重提，即为泻法。

具体操作时，当注意整个动作的协调与连贯而有节奏。

三、捻转补泻法

本法是以针刺捻转动作不同而分别补泻的一种针刺补泻基本手法。

（一）源流考述

在《黄帝内经》中捻转补泻法是同疾徐、开阖、呼吸、提插、迎随等补泻方法一起论述的。

《素问·八正神明论》曰："泻必用方，方者，以气方盛也，以月方满也，以日方温也，以身方定也。以息方吸而内针，乃复候其方吸而转针，乃复候其方呼而徐引针，故曰泻必用方，其气乃行焉。"此即呼吸配合捻转，吸气时进针，得气后，吸气时捻转。呼气时慢慢出针为泻法。而其补法也必在呼吸时捻转。这种捻转方法是为了行气，导移其气至病所。所以本文又曰："圆与方，非针也。圆者，行也。行者，移也。"它对于捻转的方向、次数、何为补泻，并未直接阐明。

《灵枢·官能篇》曰："泻必用圆，切而转之……补必用方……微旋而徐推之。"此处提出了泻法捻转的次数多、频率快，用的是圆满流利的手法。补法捻转速度要小，手法宜轻，用的是端正从容缓慢的针法，但亦未说明如何捻转才为补泻。

以针刺捻转动作分别补泻的记载，在金元时期的一些文献中才首次见到。《标幽赋》中"迎夺右而泻凉""随济左而补暖"，即是右转为泻，左转为补。

《针经指南·气血问答》曰："……以大指、次指相合。大指往上进谓之左。大指往下退谓之右。"此即对《标幽赋》中的论述做了进一步的阐明，即右转为泻，左转为补，右为阴为泻，左为阳为补。

《针灸大成》曰："左转从子，能外行诸阳；右转从午，能内行诸阴。"这是从左阳、右阴的角度来论述的。

《金针赋》曰："男子者，大指进前左转，呼之为补；退后右转，吸之为泻。""女子者，大指退后右转，吸之为补；进前左转，呼之为泻。"又曰："左右各异，胸与背不同，午前者如此。午后者反之。"

以上这些又是过细地来研究本法，因此，只可辩证地理解，不可死板地套用。

后世各家，在这一基础上从各个不同的角度加以发挥。如《神应经》中又提出以医生的左右手分别用以病人的对应穴位的捻转来分补泻；《医学入门》又结合各项内容分左右手足、阴阳、经脉、男女、上下午，采用不同的针向、呼吸和捻转来进行补泻；在《针灸问对》中，根据经脉循行的逆顺，提出上行的经脉（手三阳、足三阴、任脉）左转顺经为补，右转逆经为泻，下行的经脉（手三阴、足三阳、督脉），右转顺经为补，左转逆经为泻。

近代对本法的研究，进一步证明了它是一种行之有效的针刺手法，特别对疾病的补泻作用，其效果更为显著。如对"椎基底动脉供血不足"，取风池、天柱、完骨三穴，用小幅度高频率施术；对"无脉症"，取人迎、太渊（若下肢同时无脉时，可加刺气冲、冲阳），用小幅度高频率施术；对"支气管哮喘""哮喘性支气管炎"，取大椎、大杼、风门、肺俞、心俞、膈俞、膻中，均用小幅度高频率施术；对"冠心病（心绞痛型）"，取内关、郄门、心俞、膈俞、膻中，均用捻转补法；对"胆结石"，取太冲、日月，用大幅度低频率施术；对"顽固性便秘"取丰隆、左水道、归来，用大幅度低频率施术，均收到良好疗效。

（二）操作方法

本针法的操作要点有二。

其一，"大指向前为补，大指向后为泻"。

其二，"捻转幅度小，用力轻为补，捻转幅度大，用力重为泻"。

关于"大指向前为补，大指向后为泻"的具体操作方法是"首先要以病人的体位为准，这里所指的大指向前为补的向前，是指医者在施术时开始作用力的方向；大指向后为泻的向后，也是指拇指开始用力的方向。

人体的十二经脉，以任、督二脉为中心，在左右两侧施术捻转时，向心者为补，即左侧作用力的方向为顺时针者为补，右侧作用力的方向为逆时针者为补；离心者为泻，即左侧作用力的方向为逆时针为泻，右侧作用力的方向为顺时针为泻。具体操作时，要捻转加作用力，倒转时自然退回。这样一捻一转连续不断，形成捻转补泻法。本法运用于任、督二脉时，只能平补平泻。若非补泻不可时，可用其他补泻方法来完成。

关于在捻转补泻手法中"捻转幅度小，用力轻为补，捻转幅度大，用力重为泻"的具体操作，可这样来对待：捻转幅度小，用力轻是指捻转时旋时施行小幅度高频率捻转，其限度为1/2转，频率125次/分以上，才能达到补的作用。捻转幅度大，用力重是指大幅度低频率而言，其限度为1转以上，频率在55次/分左右，才能达到泻的作用。

每个穴位的施术时间，以1~3分钟适宜。

四、迎随补泻

本法又称为"针向补泻""针头补泻""针尖补泻"。

本法是以针刺方向与经脉循行走向的顺逆来区分补泻的一种补泻方法，文字记载最早见于《济生拔萃》一书。

（一）源流考述

《灵枢·终始篇》曰："凡刺之道，毕于终始，明知终始，五脏为纪，阴阳定矣。阴者主脏，阳者主腑，阳受气于四末，阴受气于五脏，故泻者迎之，补者随之，知迎知随，气可令和，和气之方，必通阴阳。"这就阐明了要确定阴阳各经循行逆顺的关系，就可以在用泻法时，迎而夺之，即迎着脉气的去路而刺入；补法是随而济之，即顺着脉气的去路而刺入，以此来调和阴阳各经之循行。

《灵枢·九针十二原》曰："往者为逆，来者为顺，明知逆顺，正行无问，逆而夺之，恶得无虚，追而济之，恶得无实，迎而随之，以意和之，针道毕矣。"这是关于论述逆刺与顺刺的迎随补泻。本段经文指明了迎着经脉循行的方向为往，往之意就是逆，顺着经脉方向来为顺，故迎之意就是逆经刺，随之意就是顺经刺。《灵枢·热病》曰："刺虚者，刺其去也，刺实者，刺其来也。"就进一步加以阐明了。

《难经·七十二难》曰："所谓迎随者，知荣卫之流行，经脉之往来，随其逆顺而取之，故曰迎随。"此即在强调弄清营卫之气在经脉中往来运行方向后，施行迎随补泻法。

《针灸大成》曰："迎随者，要知荣卫之流注。经脉之往来也。明其阴阳之经，逆顺而取之，迎者以针头朝其源而逆之，随者以针头从其流而顺之。是故逆之者为泻，为逆；顺之者为补，为随，若能知迎知随，令气必和。"这种以针尖的进针方向施行的补泻，认为可以疏导经气之流行，推动气血之运行或牵制经气的流行，阻碍气血的运行而达到补泻的目的。后世也有许多发展。

（二）操作方法

方法一：进针时针尖迎着经脉来的方向斜刺而入得气为泻；若将针尖随着经脉去的方向斜刺而入得气为补。

方法二：顺着经脉取穴，依次而针的方法为补；迎着经脉取穴，依次而针为泻。

这两种方法可综合使用，而得气与否是完成补泻的依据。

五、呼吸补泻

呼吸补泻，是根据病人的呼吸而进针的一种补泻方法。

（一）源流考述

本法最早见于《素问·离合真邪论》，其经文曰："吸则内针，无令气忤，静以久留，无令邪布，吸则转针，以得气为故。候呼引针；呼尽乃去，大气皆出，故命曰泻。……必先扪而循之，切而散之，推而按之，弹而努之，抓而下之，通而取之，外引其门，以闭其神，呼尽内针，静以久留。以气至为故，如待所贵，不知日暮，其气以至，适而自护。候吸引针，气不得出，各在其处，推阖其门，令神气存，大气留止，故命曰补。"说明吸气进针，再候吸气捻转，呼气时退针，使邪气排出为泻。施以补法时，除了配合扪、循、切、按、弹、抓的辅助导气手法外，呼气时进针，候吸气时退针，使神气存为补。

《素问·八正神明论》曰："泻必用方……以息方吸而内针，乃复候其方吸而转针，乃复候其方呼而徐引针……"此即以呼吸配合捻转的针刺手法。

《素问·调经论》曰："泻实者气盛乃内针，针与气俱内……针与气俱出……候呼内针，气出针入……方实而疾出针，气入针出……是谓追之。"此处的气出即指呼气，气入指吸气。如马莳注曰："候其邪气方盛之时，乃令病人吸气以内针。"张介宾注曰："针与气俱出者，候病人之呼气而出针也。"故《灵枢》与《素问》所论皆同。

古人认为吸入大自然之清气是宗气的一部分，而宗气又是经气之组成。

《灵枢·邪客》曰："水谷入于胃也……其气分为三隧，故宗气积于胸中，出于喉咙，以贯心脉，而行呼吸焉。"因此，宗气除行呼吸外，还有推动营气之作用。

吸气而进针，呼气而出针，起到大气皆出的作用，并能牵制脉气，故为泻法。主要是通过促进宗气推动营气之运行，借助针孔而使邪气推出起到泻邪的作用。呼气而进针，吸气而出针，起到大气留止的作用，并能推动脉气，故为补法。主要是使宗气旺盛，起到补的作用。

此外，呼吸补泻尚有调理自然界之大气，使之成为胸中之宗气并以灌注经络而成为经气，并使其经气畅、血脉贯通的功能。

（二）操作方法

针入穴位得气后，观察病人的呼吸动作，在呼气时进针，吸气时出针为补；反之，吸气时进针，呼气时出针为泻。

本法多施于腹部的腧穴。本法施术的要点是，首先必须要得气，得气之后，如果针刺已达应有深度时，可先稍退出一些，以备施术时操作。其次，进退针时，一定要掌握好呼吸之气与针的进退方向相反为泻，与针的进退方向一致为补。第三，进针与退针可配合捻转与提插手法，而且要把捻转手法中的快慢动作和提插手法中的轻重手法与其补泻相适应，万不可反其道而施。

六、开阖补泻

本法是根据出针后是否按闭针孔而决定补泻的一种补泻方法。

开大针孔，令邪气排出，为泻法。

闭合针孔，令真气内存为补法。

本法最早见于《灵枢·官能篇》。

(一) 源流考述。

《灵枢·官能》曰："泻必用圆，切而转之……摇大其穴，气出乃疾。补必用方……欲微以留，气下而疾出之，推其皮，盖其外门，真气乃存。"

《素问·刺志论》曰："入实者，左手开针空也，入虚者，左手闭针空也。"这里的入为刺，这里的空为孔。热属实证者，开大针孔以泻实热，寒属虚证者，闭合针孔，以补其虚。

《灵枢·九针十二原》曰："泻必持内之，放而出之，排阳得针，邪气得泄……补曰随之……令左属右，其气故止，外门已闭，中气乃实……"此即阐述了针刺得气后，不按针孔，不泻。

反之，按针孔为补。此是与迎随、疾徐等补泻手法一并提及的。

《素问·调经论》曰："泻实者……以开其门，如利其户，针与气俱出，精气不伤。邪气乃下，外门不闭，以出其疾，摇大其道，如利其路……补虚奈何……闭塞其门，邪气布散，精气乃得存。"此即通常所说的开阖补泻法。

还有更广泛意义的开阖补泻法，即气之来，谓之开。经气之去，谓之阖，针法与经气之来去相合而行开阖补泻。

（二）操作方法

当针刺结束时，以快速出针，出针后迅速按揉针孔，使其闭塞（现代用消毒干棉球按压之宜），以免经气外泄，而使真气内存为补法。反之，徐徐出针，且一边出针，一边摇动针柄，使针孔扩大，出针后不按揉针孔，使邪气外泄为泻法。

上述六种针刺基本补泻方法，仅是为了叙述方便而进行分类介绍，《黄帝内经》中均是采用综合运用的方法。只不过在不同的情况下，不同的步骤中，可分别运用迎随、疾徐、呼吸、捻转、提插、开阖等补泻手法时，采用一致的补泻宗旨，通过相互有机的配合、灵活的应用而达到补虚泻实的目的。

第二节　历代其他补泻手法

在上述六种基本手法的基础上，继《黄帝内经》之后，《难经》又补充了"子母补泻"法。后世医家（主要是金元时期的医家）又补充了"烧山火""透天凉""龙虎交战""子午捣臼"等二十多种补泻方法和手法。这些针法，多是通过临床实践，在六种基本补泻手法的基础上综合运用而创立的。其临床价值多比较高，但亦有个别手法，是由中医阴阳理论推演而来的，其临床价值，有待进一步在实践中加以探讨。

一、六九补泻法

本法是根据阴阳奇偶和《周易》中的九数属阳、六数属阴的理论而形成的一种补泻手法。

本法在操作时，运用捻转基本操作手法。

（一）补法操作

连续捻针九次属阳为补。但如果捻转九次而尚未得气时，可以稍停后，再反复施术，达三九二十七次。如因病情需要，则行"少阳"之数，行针六九五十四次。另外，在一些特殊情况下，还可以行"老阳"之数，九九八十一次。但"老阳"之数要分三次进行。第一次行针二十七次，第二次行针五十四次，第三次行针八十一次，每两次之间都要稍停之为宜。

（二）泻法操作

连续捻针六次属阴，为泻。如未能得气时，少停后，可再行反复施术，达三六一十八次。如因病情需要，可行"少阴"之数，行针六六三十六次。此外，在一些特殊情况下，还可行"老阴"之数，即九六五十四次。但"老阴"之数要分三次进行。第一次老阴数行针十八次，第二次老阴数行针四十八次，第三次老阴数行针五十四次。每次行针，都在稍停之后再施术为宜。

此外，《医学入门》曰："子后宜九数补阳，午后宜六数补阴，阴日刺阳经多用六数，阳日刺阴经多用九数。"

此种补泻方法，仍然属于本法之范围。

二、阳中隐阴

本法又称为补泻结合。

《针灸大成》曰："阳中隐阴，先寒后热，浅而深，以九六之法，则先补后泻也。"阳中隐阴，是运用徐疾补泻的补法（二部进针，一次退出，徐进疾出）结合提插补泻组成（先用补法后用泻法）。

这种针法，总体是以补为主，顺序是先补后泻，适用于先寒后热或虚中夹实的病证。具体操作方法为：先进针五分，紧按慢提九次，再进针一寸，慢按紧提六次。

本法在临床上有较高的实用价值。

三、阴中隐阳

《针灸大成》曰："阴中隐阳，先热后寒，深而浅，以六九之方则先泻后补也。"阴中隐阳，以徐疾补泻之泻法（一进二退，疾进徐出），结合提插补泻法组成。这种针法总体是泻多于补，顺序则是先泻后补。

本法适用于先热后寒或实中有虚的病证。具体操作时，先进针一寸，慢按紧提六次，再退至五分处，紧按慢提九次。

本法在临床上有较高的实用价值。

《针灸大成》曰："补者直须热至，泻者务待寒侵，犹如搓线，慢慢转针。法浅则用浅，法深则用深，二者不可兼而紊之也。"

四、龙虎交战

《针灸聚英·龙虎交战歌》曰："天降真龙从此起，克木白虎真全体，反复离宫向北飞，消息阴阳九六里。"

本法是以捻转补泻中的一补一泻，结合六九数，以及提插、阴中隐阳、阳中隐阴、青龙摆尾、白虎摇头等组成的一种复合补泻手法。其机理是通过顺经捻转和逆经捻转来推动或牵制经气的运行。

本针法的操作方法在针灸典籍中有所论述。《针灸大成》曰："左捻九而右捻六，是亦住痛之针。"此即左转九数，右转六数，反复施行。必要时，可分三部施术，直转到九九八十一或八八六十四。本针法的主要作用是疏通经气、止痛，适用于一切疼痛之症。

《针灸问对》曰："龙虎交战下针之时。先行龙而左转，可施九阳数足，后行虎而右转，又施六阴数足，乃首龙尾虎以补泻。此是阴中引阳，阳中引阴，乃反复其道也。"

《针灸问对》又曰："先于天部施青龙摆尾，左盘右转，按而添之。亦宜三提九按，令九阳数足。后于地部行白虎摇头，右盘左转，提而抽之，亦宜三按六提，令六阴数足。首龙尾虎而转之，此乃阴阳升降之理，住痛而移疼之法也。"

以上两段，对本针法有关问题做了较深刻的论述。

五、子午捣臼

《针灸聚英·子午捣臼歌》曰："子午捣臼达者稀，九入七出莫更移，万病自然合天数，故教病者笑微微。"

《针灸大全》曰："子午捣臼水蛊膈气，落穴之后，调气均匀，行上下九入六出左右转之十遭自平。"

本法是综合了提插、捻转、九六等补泻手法而形成的一种综合补泻手法。其机理为调和阴阳、疏通经脉、流通气血。

本法与以捻转为主的"龙虎交战"不同之处，在于增加提插（捣臼）的动作。因此，本法的刺激量要比"龙虎交战"更强。本针法的具体操作方法是：进针后，先紧按慢提，左转九数，后紧提慢按，右转六数，如此反复操作。

本针法适用于需要施以强刺激的病证，主要适应证为"水蛊胀"。本针法的现代临床价值很高，但人们认为，在施行本法时，可不必拘泥于先插后提、先左后右和六九数的说法。

六、龙虎升降

本针法又称为"龙虎升腾"，《针灸问对》曰："龙虎交腾先于天部持针左盘按之一回，右盘按之后一回，用中指将针腰插之，如拨弩机之状，如此九次，像青龙纯阳之体。却推针至地部，右盘提之一回，左盘提之后一回，用中指将针腰插之，如此六次，像白虎纯阴之体。按之在后，使气在前；按之在前，使气在后。若气血凝滞不行，两手各持其针行之，此飞经走气之法也。"

本针法是由徐疾补泻法、提插补泻法、九六数补泻法及盘法、弩法和按压行气法组成的一种综合补泻手法。其机理为使阳气向下，阴气上升而达到调和阴阳、疏通经气、通畅气血的效果。

具体操作时，先在天部（皮下）行先左后右盘旋术；然后紧按至人部（肉内），再慢提至天部，右盘一圈，提按如前，如此九次，然后插针至地部（深层筋骨之间），先在地部右盘一圈，紧提至人部，慢提至地部。左盘一圈，提插如前，如此六次，后提至天部。最后施用弩法，以中指按住针身，如拨弩机状，按之在前，使气在后，按之在后，使气在前。

本法适用于阴阳失调、营卫不和之证。临床认真使用，其效甚好。

七、青龙摆尾法

《金针赋》曰："青龙摆尾，如扶船舵，不进不退。板倒针身使针头朝向病所，将针尾一左一右，慢慢拨动，如扶船之状。"

《针灸大成》曰："一曰青龙摆尾：以两指扳倒针头朝病。如扶船舵，执之不转，一左一右，慢慢拨动九数，或三九二十七数，其气遍体交流。"

《针灸问对》曰："青龙摆尾如扶船舵，不进不退，一左一右，慢慢拨动。又云青龙摆尾行气。龙为阳属之故，行针之时，提针至天部，持针摇而按之，如推船舵之缓，每穴左右各摇五息，如龙摆尾之状，兼用按者，按则行卫也。"

因此，本法是由针向行气法、摇针法及九六补泻法组成的一种综合补泻法。本法的机理是以行气为主，兼有补作用的一种补泻方法，是一种综合手法。

本法的具体操作是在进针得气后，针刺方向指向病所，不进不退，执之不转，一左一右摆动针尾，行九数，或三九二十七数。本法的主要作用是行气，即运行气血、通关过节，在临床上有较高的实用价值。

八、白虎摇头法

《金针赋》曰："白虎摇头，似手摇铃，退方进圆，兼之左右，摇而振之。"

《针灸大成》曰："二曰白虎摇头，以两指扶起针尾，以肉内针头轻转，如下水船中之橹，振摇六数或三六一十八数，如欲气前行，按之在后，欲气后行，按之在前，二法轻病亦可行之，摆动血气，盖龙为气，虎为血，阳日先行龙而后虎，阴日先行虎而后龙。"

《针灸问对》曰："白虎摇头似手摇铃，退方进圆，兼之左右，摇而振之。又云，行针之时，开其上气，闭其下气，气必上行，开其下气，闭其上气，气必下行。如刺手足，欲使气上行，以指下抑之，欲使气下行，以指上抑之，用针头按住少时，其气自然行也。进则左转，退则右转，然后摇动是也。又云，白虎摇头行血，虎为阴属之故，行针之时，插针地部。持针提而动之，如摇铃之状，每穴每施五息，退方进圆，非出入也，即大指进前往后，左右略转。提针而动之，似虎摇头之状，兼行提者，提则行荣也，龙补虎泻也。"

因此，本法是由呼吸提插捻转、行气法、摇法及六数组成的一种综合补泻手法。本法的机理是以行血为主，兼有泻的作用。

本法在具体操作时，当进针得气后，再进针时，左转，一呼一摇，提针时，右转，一吸一摇，用六数为基准。可进一步行三六一十八数。进针与提针的速度和力量要偏于快与重为佳。

本法在临床上有较高的实用价值。

九、苍龟探穴法

《金针赋》曰："苍龟探冷冻，如入土之象，一退三进，钻剔四方。"

《针灸大成》曰："三曰苍龟探穴，以两指扳倒针头，一退三进，向上钻剔一上，向下钻剔一下，向右钻剔一下，先上而下，自左而右，如入土之象。"

《针灸问对》曰："如入土之象，一退三进，钻剔四方。又云得气之时，将针似龟入土之状，缓缓进之，上下左右而探之（上下，出纳也；左右，捻针也）。又云下针用三进一退，将两指按肉，持于地部，右盘提而剔之；如龟入土，四围钻之，盘而剔者，行经脉也。"

因此，本法是由三进一退的徐疾补泻法、针向行气法，以及捻转、提插等基本手法综合而成的一种补泻手法。具体来讲，本法以畅行经脉之气为主，使感应向四周扩散，兼有补的作用。

本法在具体操作时，可向上、下、左、右四方斜刺，由浅入深，各行三进一退之法。本法的主要作用是使经脉之气通关过节，以达气血运行之正常进行。在临床上用于使针下得气，有普遍的应用价值。

十、赤凤迎源法

《金针赋》曰："赤凤迎源。展翅之仪，入针至地，提到天，候针处摇篮，复进其元，上下左右，四围飞旋。"

《针灸大成》曰："四曰赤凤迎源，以两指扶起针。插入地部，复提至天部，候针自摇，复进至人部，上下左右，四围飞旋，如展翅之状。病在上，吸而退之；病在下，呼而进之。又将大指爪从针尾刮至针腰，此刮法也……能移不忍痛，可散积年风，午后又从针腰刮至针尾。又云：病在上刮向上，病在下刮向下。有挛急者，频宜刮切、循摄二法，须连行三五次，气血各循经络，飞走之妙，全在此处，病邪从此退矣。放针停半时辰久，扶起针头，审看针下十分沉紧，则泻九补六；如不甚紧，则泻六补九，补泻后针活，即摇而出之。摄者，用大指随经络上下切之，其气自得通行。"

《针灸问对》曰："展翅之仪，入针至地部，提针至天部，候针自摇，复进其源，上下左右，四围飞旋，病在上，吸而退之，病在下，呼而进之。（吸而右退，呼而左进，此即上下左右也）。又云：下针之时。入天插地，复提至天，候气入地。针必动摇，又复推至人部，持住针头，左盘按而捣之，如凤冲风摆翼之状，盘而捣者，行络脉也，凤补龟泻也。"

因此，本法是由呼吸、捻转、提插、行气法、九六数及刮切、循摄等基本手法综合而成的一种补泻手法。

本法以畅行络脉之气为主，兼有泻的作用。本法在具体操作时，先进针至地部（深部），后提至天部（浅部），待针下得气，有摇动之感，复插入人部（适中部），上下左右快速捻转，一提一放，病在上吸气时右转而提针，病在下呼气时左转而插针。

本法的主要作用是畅行络脉之气，入深而通关过节，从而达到气血之正常运行。

以上七、八、九、十四法，为用于经络气血结滞不通之通病者也。四法可分用，亦可合用或交替运用。

《针灸问对》曰："下针之时，先行龙而左转，可施九阳数足，而行虎而右转，又施六阴数足，乃首龙尾虎以补泻。此是阴中引阳，阳中引阴，乃反复其道也。"此即"龙法"与"虎法"的联合运用。

《针灸问对》曰："又云：先于天部施青龙摆尾，左盘右转，按而添之。亦宜三提九按，令九阳数足。后于地部行白虎摇头，右盘左转，提而抽之，亦宜三按六提，令六阴数足。首龙尾虎而转之，此乃阴阳升降之理，住痛移疼之法也。"

十一、母子补泻法

（一）源流考述

《难经·六十九难》曰："虚者补其母，实者泻其子。"这是整个中医学治疗虚、实证的基本法则，十二经子母穴的补泻作用，亦是从这个基础上发展形成的。

《难经·七十九难》曰："迎而夺之者，泻其子也，随而济之者，补其母也。假令心病，泻手心主腧，是谓迎而夺之者也。补手心主井，是谓随而济之者也。"心属火，其输穴属土，因此，心之实证可泻土穴神门。心属火，井穴属木，故虚证可补井穴少冲。此处虽然提到迎随补泻，但其实与经气流注之迎随补泻不同。

《难经·七十五难》曰："经言东方实，西方虚，泻南方，补北方何谓也？……东方肝也，则知肝实，西方肺也，则知肺虚，泻南方火，补北方水。南方火，火者木之子也，北方水，水者木之母也。水胜火，子能令母实，母能令子虚，故泻火补水，欲令金不得平木也。"此即提出了肝实肺虚，泻南方补北方的补泻法，但亦属于补泻法的范围。

（二）如何补虚泻实

本补泻法的具体安排是：肺实泻尺泽，肺虚补太渊；大肠实泻二间，大肠虚补曲池；脾实泻商丘，脾虚补大都；胃实泻厉兑，胃虚补解溪；心实泻神门，心虚补少冲；小肠实泻小海，小肠虚补后溪；肾实泻涌泉，肾虚补复溜；膀胱实泻束骨，膀胱虚补至阴；心包实泻大陵，心包虚补中冲；三焦实泻天井，三焦虚补中渚；肝实泻行间，肝虚补曲泉；胆实泻阳辅，胆虚补侠溪。

十二、留针补泻法

本法是从针刺后留针时间的长短来区别的一类补泻方法。本法的补法和泻法都需要留针，但留针的时间久暂不同，所起的作用亦不同。

《灵枢·阴阳清浊》曰："刺阴者，深而留之，刺阳者，浅而疾之。"

《灵枢·经脉》曰："热则疾之，寒则留之。"

《灵枢·官能》曰："大寒在外，留而补之，入于中者，从合泻之。"

《灵枢·终始》曰："久病者，邪气入深，刺此病者，深内而久留之。"

《针灸大成》曰："问：刺有久速？答曰：此乃量病轻重而行，轻者一补一泻足矣，重者至再至三也，假令得病气而补泻之，其病未尽，仍复停针。候气再至，又行补泻。"又曰："病滞则久留针为可耳。"

（一）补法留针

其目的在于候气，若气已至，针下也现沉紧饱满的感觉时，就可以立即将针退出，勿令气散，就可以起到补的作用。一般来讲，留针时间短为补。

（二）泻法留针

其目的在于要泻尽经脉中壅滞的邪气，当留针已得气后，仍要留针不去，并反复捻转，加大刺激，以待邪气已散，脉气通畅。然后将针退出，方能达到泻去邪实的作用。一般来讲，泻法留针时间要长一些。有些泻法留针甚至可长达几十个小时。

但在一些个别情况下，亦可能出现补的留针时间比泻的留针时间还要长一些，当灵活掌握之。

十三、阳针阴针补泻法

本法是在男阳、女阴、午前为阳、午后为阴的阴阳理论指导下，结合捻转、提插补泻法的一种综合补泻法。

本法在操作时，对男性午前针之，左转为补，右转为泻，可反复施之。若为热证，配合慢按紧提；若为寒证，配合紧按慢提。对于女性，午后针之，右转为补，左转为泻，可反复施之。若为热证，可配合紧按慢提；若为寒证，可配合慢按紧提。

十四、留气法

本法又称"流气法"，是由提插、徐疾、九六数组成的一种综合补泻法。

《金针赋》曰："七曰留气之诀，痃癖癥瘕，刺七分，用纯阳，然后乃直插针，气来深刺。提针再停。"

《针灸聚英》曰："痃癖气块病初遭。时时发热病煎熬，手中在为流注法，腹间气块渐渐消。"

《针灸问对》所引曰："用针之时，先进七分之中，行纯阳之数，若得气，便深入伸提之，却退至原处。又得气，依前法，可治痃癖癥瘕之病。"

《针灸大成》曰："留气运针先七分，纯阳得气十分深，伸时用九提时六，癥瘕消溶气块匀。"

因此，本法在具体操作时，先进针七分，紧按慢提九数，得气后进入一寸处，紧提慢按六数，如此反复进行。其作用是消瘀破气、泻邪扶正，适用于五积、六聚、七癥八瘕之疾。如"积气"病，卵巢肿块、子宫肌瘤等疾病均可用本法治愈。

十五、运气法

本法又称"抽添之诀"，是由提插、九六数、针向、呼吸行气组成的一种综合补泻手法。

《金针赋》曰："抽添之诀，瘫痪疮癞，取其要穴，使九阳得气。提按搜寻，大要运气周遍，扶针直插，复向下纳，回阳倒阴，指下玄微，胸中活法，一有末应，反复再施。"

《针灸问对》曰："抽添法针入穴后，行九阳之数，气至慢慢转换，将针提按，或进或退，使气随针到于病所。扶针直插，复向下内，回阳倒阴。又云：抽添，即提按出纳之状。抽者，拔而数拔也，添者，按而数推也。取其要穴，先行九阳之数。得气，随吹按添，就随吸提抽，其实在乎动摇出内，呼吸同法。以动摇出内，呼吸相兼并施，故曰，同法。谨按生成息数足效也，此治瘫痪半身不遂之疾。"

《针灸大成》曰："运气法，能泻，先直后卧。"

因此，本法在操作时，先直针重提（紧提慢按）六数，以起泻的作用。待得气后，针向病所卧针深刺，并令病人吸气五口，使气运行，控制感应向病所扩散。

本针法的作用是利气止痛，适用于一切疼痛之证，与瘫痪、半身不遂等病。

《针灸大成》曰："中气须知运气同，一般造化两般功。"又曰："中气法，能除积，先直后卧，泻之。"这是在《针灸大成》中提到的一种称为"中气法"的泻针手法，其与"运气法"基本相同，但所形成的作用有别。前者以治疼痛之病为主，后者以通经接气、除积为主。

在操作时，《针灸大成》曰："凡用针之时，先行运气之法，或阳或阴。便卧其针，向外至痛疼，立起其针，不与内气回也。"

十六、进气之诀法

本法是由提插、九六数、捻转等基本手法综合而成的一种补泻手法。

本法的具体操作方法是：先直针慢九数，入针九分行补的作用。得气后，将针斜刺向病所，令病人吸气，以使"气"运行，使气行抵病所。

《金针赋》曰："刺九分，行九补，卧针五七吸，待气上行。亦可龙虎交战，左捻九而右捻六，是亦住痛之针。"此处提出了另外一种针法，称之为"龙虎交战"法。

《针灸大成》曰："龙虎交战手法，三部俱一补一泻。"又曰："龙虎交争战，虎龙左右施，阴阳互相隐，九六住疼时。"

关于"龙虎交战"的操作方法，《针灸大成》曰："凡用针时，先行左龙则左捻，凡得九数，阳奇零也。却行右虎则右捻，凡得六数，阴偶对也。乃先龙后虎而战之，以得气补之，故阳中隐阴，阴中隐阳，左捻九而右捻六，是亦住痛之针。"

因此，把"龙虎交战"法再于此处讨论，以进一步理解本法。本针法的作用，为利气止痛。治疗一切腰背肘膝痛，以及浑身走注疼痛。本法以补为主体，运用龙虎交战时，为一补一泻。

十七、提气法

本法是由提插、六数、捻转等基本补泻方法综合组成的一种补泻方法。

《针灸大成》曰："提气从阴微捻提，冷麻之症一时除。"

《针灸聚英》歌曰："提气临时最有功，祛除顽痹与诸风。分明漏泄神仙诀，留此玄微在世中。"

可见，本法的目的在于通过泻邪而治疗冷麻顽痹等症。

《针灸大成》曰："凡用针之时，先从阴数，以觉气至，微捻轻提其针，使针下经络气聚，可治冷麻之症。"

因此，本法在操作时，先紧提慢按六数。待得气后，医者感到针头沉紧时，再微微捻转，并轻提其针，使针下气聚。

《针灸聚英》曰："转针千遭，其病自消。"本针法的另一关键之处在于捻针，而且捻针的速度要快一些为佳。

十八、刺微针法

本法是指在不同的情况下，对有余和不足的疾患，运用补泻手法进行对症施法的一种针法。

"神有余则泻其小络之血，出血勿之深斥，无中其大经，神气乃平，神不足者，视其虚络，按而致之，刺而利之，无出其血，无泄其气，以通其络，神气乃平。"具体操作时要"按摩勿释，着针勿斥，移气于不足，神气乃得复"。（《素问·调经论》）

"气有余则泻其经隧，无伤其经，无出其血，无泄其气，不足则补其经隧，无出其气。"具体操作时要"按摩勿释"，出针视之曰："我将深之，适人必革，精气自伏，邪气散乱，无所休息，气泄腠理，真气乃相得"。《素问·

调经论》）

"血有余则泻其盛经，出其血，不足则视其虚经，内针其脉中久留而视，脉大疾出其针，无令血泄。"具体操作时要"视其血络，刺其出血，无令恶血得入于经，以成其疾。"《素问·调经论》）

"形有余则泻其阳经，不足则补其阳络。"具体操作时要"取分肉间，无中其经，无伤其络，卫气得复，邪气乃索。"《素问·调经论》）

"志有余则泻然筋血者，不足则补其复溜。"具体操作时要"即取之，无中其经，邪所乃能立虚。"《素问·调经论》）

以上是关于神、气、血、志的有余与不足的补泻方法。具体施术时，当选其穴位依法刺之。

十九、"截担"补泻法

本法首先见于宋代《马丹阳天星十二穴治杂病歌》中。其中有："合担用担法，合截用截法。"其中"截"是指补法，"担"是指泻法。

这种补泻方法的特征是，在同一个穴位上，运用不同的手法和指法，使其先后产生凉、热两种不同的反应，来治疗不同的病证。

临床常用的穴位是马丹阳十二穴。其实，经过实践证明，其他的四肢穴位亦可以运用。

（一）截法

在穴位上施以马丹阳的"截法"能达到补的作用。

本法的具体操作方法是：术者右手持针，运用捻转指法，将针尖刺入要刺穴位的皮下，得气后即可停针，不可再向下刺，然后再用拇、食、中指持针，左右捻转，其无名指与小指伸直，做羽翅状扇动（这一手法叫飞指法），这样可使针感上下相通。

在此基础上，就以拇指向前，食、中二指向后，用撞搓指法（此指法为指的动力只许撞搓针柄，而针不要动摇），做羽翅状扇动，随着患者的自然呼吸，或令患者闭口吸气，三指用力撞搓针柄。一般在如此施术 3~5 分钟后，针下就能产生一种特殊的感觉和热感，这种感觉先向下扩散，使其感觉放散到底，再向上微引其针（不可将针提动）。再继续撞搓针柄，则这样感觉又逐渐上行，以达病所为度。

（二）担法

在穴位上施以马丹阳的"担法"能达到泻的作用。

本法的具体操作方法是：术者右手持针，用捻转指法。将针刺入要刺的穴位，得气后，即可停针，不要再向下刺。最后，用拇、食、中三指持针，左右捻转，其无名指和小指伸直，做羽翅状扇动，使针感扩散，上下相通。

在此基础上，就以拇指向后，食、中二指向前，用撞搓指法，并配合做羽翅状扇动，随着患者自然呼吸或令患者开口呼气。此时医者三指用力撞搓针柄，一般在 3~5 分钟后，针下就出现凉或者一种特殊的感觉。这种针感，一般先向下放散，使其感觉放散到底，再向上微引其针（不要将针提动，再进一步撞搓针柄，则凉感和特殊感就会逐渐上升，以达病所为度)。

（三）运用截担法注意事项

1. 在利用截法时，必须补而后泻。在此基础上，再微引其针，随即拇指向后，食、中指向前，再撞搓针柄，针下即产生热和另外一种特殊的感觉。此即先补而后泻。

2. 在运用担法时，必须泻而后补，在此基础上，再微引其针，随即拇指向前，食、中二指向后，再撞搓针柄，针下则产生凉和另外一种特殊的感觉。

3. 运用截担补泻法时，必须掌握"补中有泻"与"泻中有补"的尺度，补其正气，泻其邪气。因为"虚则正气虚""实则邪气实"，在治疗时，对虚证要先补后泻。对实证要先泻后补。而在取穴时，要做到"宁失其穴，不失其经"，即一定要循经取穴。

二十、子午流注补泻法

子午流注补泻法是注重时间条件取穴补泻的古典针法。它以《黄帝内经》"人与自然相应"的理论为基础，运用阴阳五行、天干地支的演变来推算，一天中十二时辰人体经脉气血流注开阖的变异规律，逐日按时开取五输穴来进行补泻。

广义的子午流注针法实际上包括了纳甲法、纳子法、两定法、母子法（异经原穴迎随法）、一时五俞法（养子注穴法、起井法、循行法、二十分钟一穴法）、灵龟法、飞腾法等。习惯上人们所说的子午流注针法，是指纳甲法而言。

（一）本经补母泻子法

本针法运用时需先辨邪正盛衰。分清虚实，根据"刺实者，刺其来也；刺虚者，刺其去也"，即"过经补，本经泻"的原则，在病经气血流注时辰内，经气方盛之时，迎而夺之为泻；在病经流注时辰已过，经气气衰之时，随而济之为补的方法，按本经五脉属性与本经五输穴的相生关系，虚证选取母穴，用补法针刺，实证选取子穴，用泻法针刺。以手太阴肺经为例，根据见证如需补之，本经太渊穴为俞土，是为本经肺金之母，可于卯时取而补之；如需泻之，本经尺泽合水，是为本经之子。可于本经寅时取而泻之。余皆仿此即可。

（二）本经原穴补泻法

本法所持之论为："五脏六腑有病，皆取其原。"十二原穴是全身经脉循行灌注的枢要与本源，所以按经脉值时在原穴上施以补泻手法，对调节经脉的虚实有重要的作用。

如脾经病，可于巳时在太白穴施行补泻法，心经病可于午时在神门穴施行补泻手法。余仿此即可。

（三）异经补母泻子法

本法是按"流注时辰，虚证补母经母穴，实证泻子经子穴"的法则，在操作时，先取与本经病有相生关系的异经五输穴上施以补母泻子的补泻手法。这种在异经上所施的补泻法，其疗效往往比本经补母泻子法更佳。

如肺经虚证，可选取与肺经有相生关系的脾经（流注时辰已过午时（11~13点），针补脾经的荥穴大都（母经母穴），及脾经的本穴太白（土经土穴）。病重者再配合以肺的输土穴太渊及与脾经相表里的胃经合土穴足三里。

又如心经实证病人，可选用与心经有相生关系的胃经，流注时辰内脉气方减的辰时（7~9点），针刺泻胃经的井穴厉兑（子经子穴）配胃经本穴足三里（土经土穴）。病重时再加心经的子穴神门（先泻后补）及与心经相表里的小肠经子穴小海。余皆仿此。

（四）异经原穴迎随法

本法是以脏腑、经脉配时依据随补、迎泻的原则施行的补泻手法。欲补某经，在本经值时的下一时辰里补本经原穴和适时经的原穴。欲泻某经，在本经值时的前一个时辰里泻本经原穴和前一值时经的原穴。

如欲泻胃经，可于卯时（5~7点）泻大肠经的原穴合谷，同时也泻胃经原穴冲阳，为迎夺之意。如欲补胃经，可于巳时补脾经原穴太白，同时补胃经原穴冲阳，为随济之意。余皆仿此类推即可。

（五）《针灸大成》论子午补泻

在探讨子午补泻手法时，《针灸大成》曰："此乃宣行荣卫之法也。故左转从子，能外行诸阳，右转从午，能内行诸阴，人身则阳气受于四末，阴气受于五脏，亦外阳而内阴也。左转从外则象天，右转从内则象地。中提从中则象人。一左一右一提，则能使阴阳内外之气，出入与上下相参往来，而荣卫自流通矣。男子生于寅。寅，阳也，以阳为生，故左转顺阳为之补，右转逆阳为之泻。女子生于申。申，阴也。以阴为主，故右转顺阴为之补，左转逆阴为之泻，此常法也。然病有阴阳寒热之不同，则转针取用出入，当适其所宜。假令病热，则刺阳之经，以右为泻，以左为补，病寒则刺阴之经，以右为补，左为泻，此盖用阴和阳，用阳和阴，通变之法也。大凡转针逆顺之道，当明于斯。

子（合）穴：尺盛补之，顺其入也。午（荥）穴：寸盛泻之，顺其出也。

第三节　旋乾转坤手法

本针法的精华是把补泻两种基本手法有机地综合成一体，它充分发挥了补、泻两种手法的相资互用作用。在施术时，补中寓泻，泻中寓补。而其要义是：补中之泻作用是进一步加强补的治疗作用，泻中之补作用是进一步加强泻的治疗作用。

一、源流考述

"旋乾转坤"法虽最早由《周易》提出，但溯其渊源，仍应归《黄帝内经》。

《素问·宝命全形论》曰："今末世之刺也。虚者实之，满者泄之，此皆众工所共知也。若夫法天则地，随应而动，和之者若响，随之者若影，道无鬼神，独来独往。"这说明古人已经有了"法天则地，随应而动"的行针之法。

《素问·八正神明论》曰："泻必用方，补必用圆"，这与"法天则地"的说法是合拍的。因为在《周易说卦》中有"乾为天为圆"，即以乾代表天，且指具体有浑圆之象。《周易·坤卦》曰："六二之动，直以方也"，即以坤代表地，且指其动有直方之形。

因此，"补必用圆"之"法天"旋"乾"，"泻必用方"之"则地"转"坤"。两者相互参证，为本针法之大法。

若要探讨本针法的"节度"，在《灵枢·终始》中有最精辟的论述。其曰："凡刺之属，三刺至谷气，邪僻妄合，阴阳易居，逆顺相反，沉浮异处，四时不得，稽留淫泆，须针而去。故一刺则阳邪出，再刺则阴邪出，三刺则谷气至，谷气至而止。"这段经文正是旋乾转坤法中单式三度运用针的理论根据。在这个基础上，又演变出复式旋乾转坤六度针法。

二、基本针法

（一）持针法

持针的手法分直式和横式两种。直式持针法是常用的一种，而另一种横式持针法，则使用较少。直式持针法，用于平面上的穴位。横式持针法，用于侧面部的穴位。

所谓直式，如要施"旋乾"手法时，应这样持针，拇指与食、中指末节从两侧持针柄中部，针柄向上，柄端凌空；如要施"转坤"的手法时，拇、中指持针如前，食指则移压于柄端。

所谓横式，如要施"旋乾"手法时，以拇指在上，食、中指在下，持针柄中部，针柄向术者，柄端留空；如要施"转坤"手法时，拇、食指持针如前。中指屈向掌心而以其中节侧边抵住柄端。

（二）基本操作手法

"旋乾"的基本操作手法是这样的，旋针时用力要轻，旋针的速度要较快，使针体以旋浑圆之象。此时因针柄悬空无阻，所以柄端能在小幅度内摆动，要求柄端摆动的轨迹为一虚圆。因柄端无阻，所以，施术后的作用实际上是集中在穴位内针尖这一点。施术时针的进退不要超过一分，要求出入轻易，刚动矫捷，动力轻轻飘扬温和为其要领。回旋九次称为一个旋乾度，用"—"（即乾爻）来表示。所以"=="表示两个旋乾度,以此类推,直至六度为准。

"转坤"的具体操作手法是这样的:转针用力要重,转动速度要缓慢,使针体做方的运动,因针柄有手指抵压,柄端则不至摇动。但针尖在穴位内可以做小幅度摆动,要求针尖在穴位内摆动,使针尖在所形成的轨迹成一正方形。施术时针的进退均在一分之内,出刀顿挫,多用重转,以功力沉彻凝厚为要领。如此回转六次称为一个转坤度,用"--"(即坤爻)来表示,"=="表示两个转坤度。在操作时,捻转有来往疾徐的区别,拇指向前称为"来",拇指向后称为"往"。"旋乾"要疾来而徐往;"转坤"要徐来而疾往。

"旋乾"时"来"占优势,"转坤"时"往"占上风。

"旋乾"时用力虽轻,但回转频率快;"转坤"时虽然用力较重,但回旋频率低。"乾"与"坤"保持九与六之比。"旋乾"虽轻扬,但动力集中于针尖一点;"转坤"虽凝重,但动力布散于四隅。

三、运针节度

在运用针刺方法治疗疾病时,手法的得当是十分重要的,其目的是为了调和阴阳、通调气血、补虚泻实,提高疗效。但运用针刺手法时要注意两方面的问题。第一是适当与适合的问题,第二是应有一定的限度。这就是平常所指针刺疗法中法与度的问题。

旋乾转坤针法的法度是"三度八法"。所谓三度是指三种不同的刺激度，即《灵枢》中指出的"一刺阳邪，二刺阴邪，三刺谷气"之说，也就是一刺而阳邪出，再刺则阴邪出，三刺则谷气至。所谓八法，因基本手法只有"旋乾"和"转坤"两类。由此两类手法组成三度刺，共有八种排列方法，即："☰""☷""☴""☳""☶""☵""☱""☲"（八卦爻象）。而这种组合方式正好与八卦的爻象符合，故借而用之，称为八法。

具体来讲，三度八法如下：

1. "☰"

其爻象为乾，表象属天。手法三度为：旋乾、旋乾、旋乾，其作用为理气。

2. "☷"

其爻象为坤，表象属地。手法三度为：转坤、转坤、转坤，其作用为调血。

3. "☴"

其爻象为巽，表象属风。手法三度为：转坤、旋乾、旋乾，其作用为解郁。

4. "☳"

其爻象为震，表象属雷。手法三度为：旋乾、转坤、转坤，其作用为行滞。

5. "☶"

其爻象为艮，表象属山。手法三度为：转坤、转坤、旋乾，其作用为定惊。

6."☰☰"

其爻象为兑，表象属泽。手法三度为：旋乾、旋乾、转坤，其作用为润燥。

7."☵☵"

其爻象为坎，其表象属水。手法三度为：转坤、旋乾、转坤，其作用为滋真阴。

8."☲☲'

其爻象为离，其表象为火。手法三度为：旋乾、转坤、旋乾，其作用为益元阳。

一种手法由三度组成，每种手法的三度定位都是由下而上，依据下、中、上，称为初度、二度、上度。

若有时两种手法重叠使用时，则出现有六度组成。此时的六度定位仍是由下而上，称为初度、二度、三度、四度、五度、上度。

八法中每一法三度刺的程序也是由下而上，为了提醒术者如数捻针。把"——"称为九。把"— —"称为六，如"☷☷"即可读作初六、二六、上九，又如"☳☳"可读作初九、二六、上九。其余读法雷同。

另外，初、二、上三种刺激程度亦是不同的，如果施"旋乾"手法时其三度为由下而上。初轻，二更轻，上则为飘疾轻扬。如果施"转坤"手法时其三度为由下而上，初重，二更重，上最重。这就是手法随三度位的不同而随度消长，但从来不讲哪种情况为补，哪种情况为泻，而实际上是把补与泻两种手法有机地揉合在一起，而更能发挥补泻的作用。

为什么说更能发挥补泻的作用呢？因为每爻运针既有数（指旋乾九次，坤转六次而言）之多少，又有力（指初爻气微，二爻气壮，上爻斯盛）大小的改变，数与力二者息息相关，相资互用，配合密切，本针法的决窍全在于此。

运针节度，平常三度八法已基本够用，但在特殊情况下，也偶尔兼用重卦，即由两单卦重叠使用，称为六度针法。

如阴阳离决、水火不济之证，则用"既济"与"未济"两个重卦。实则既济的爻象为下离上次，虚则未济的爻象为下坎上离。这些重卦，不过是各转六爻，程序由初爻递及上均匀，运针六度而已。

如果要对爻象定位做深一层的研究，就不那么简单了。谈及手法，以此两重卦为例，前者乾爻皆序居奇位，坤爻皆序居偶位。故为当位（既济）后者与此相反，坤爻序居奇位，乾序居偶位，故为不当位（未济）。

当位之爻运针略流畅，不当位之爻运针略黏着，这是必须要搞清楚的。六十四重卦，都是由简单的八卦组成的。在知道单卦的运用的基础上，重卦亦能类推得知。

旋乾转坤针法，本无神奥之说，它是两类基本手法，依据数理法则，即于两类中根据需要选取三爻组合为三度八法运针，虽近似《周易》推理工具，其实是根据《灵枢》"一刺阳邪，二刺阴邪，三刺谷气"之说。

三度八法运针，其义包含阴阳互根、资生制约，充分地体现出三阴三阳的千变万化，而又统一于一组运针节度之中。

因此，在临床实践中，既要严格掌握运针节度的周密，亦应极尽灵活之奥妙，付诸实施，效用益彰。

第四节　实用补泻手法

针刺疗法中的补法和泻法是达到两种不同目的手法。凡是通过施行一定的手法，得到补充恢复，强壮人体气血、经气、各脏器功能的，统称为补法。

凡是通过施行一定的手法，得到疏泻、祛除致病因素，恢复、调整正常气血；恢复、调整经气、各脏器的功能的，统称为泻法。

下面介绍现代几种临床用之有效的补泻手法。

一、捻转提插补泻法

本手法的基本动作是以捻转针柄，掌握提、按、进、退四字手法要领，同时结合轻重刺激和紧慢不同的操作方式而完成的一种补泻手法。

（一）预备手法

无论施以补法，还是施以泻法，在未针时一律用左手（押手）先施以弹、努、爪、切手法，指下得气后进针，针下得气后，方可依法施以补泻手法。

（二）补法操作术

先将针体轻微捻转，捻转时，拇指向前，食指向后法要紧按慢提，入多出少，使针力由表达里，从外而及内。徐出针而疾按针孔。

（三）泻法操作术

在针下得气，欲施之以泻法时，捻转要强烈迅速，对针柄要摇撼活动。捻转时，拇指向后，食指向前，手法要紧提慢按，出多入少，使针力由里而达于表，从内以及外。疾出针，不按针孔。

按：捻转补泻法是根据《难经·七十六难》补泻大法："当补之时，从卫取气。当泻之时，从营置气"，以及《难经·七十八难》中所提出的："得气因推而内之，是谓补；动而伸之，是谓泻"的意义而演变施用的卫气在表，营气在里，卫者，卫于外，营者，营于内。卫指皮肉浅部，营指皮肉深层，故补时要从卫部取气，即进针时由浅入深，徐徐推而纳之为补，使卫气下达于营部，故谓之"由表而达里，从外以及内"。泻则从营置气，即进针时直达深部，捻转摇撼针柄，将针迅速上提至浅部，使营气上达于卫部，故谓之"由里达表，从内以及外"。

谚语云："捻针千遭，百病齐消。"可见在针刺补泻手法中，以及提高针刺疗效上，捻转这一基本手法是十分重要的。使用和掌握这一基本手法时，从捻转的时间、从捻转的速度（即单位时间内刺激的捻转数）来加以提高其功效。

"紧按慢提"是指：补法针向内按时，要轻微用力，向上提时要缓慢出针上提。

"入多出少"是指：向内、向下按针的次数多，向外、向上提针的次数少，即所谓"三进一退"的意义。

"紧提慢按"是指：泻法针先入深部，向外引提时要迅速用力，向内按针时则要缓慢一些。

"出多入少"是指：向外、向上提针的次数多，向内、向下按针的次数少，即所谓"三退一进"的意义。

二、二针头补泻法

本法是突出押手作用的一种补泻方法，同时要注意和刺手有机配合。

（一）进针前操作术

当刺之时，先以左手（押手）按压所针穴位处。运用弹而努之、爪而下之的基本操作术，使指下得气，即感到指下如动脉跳动之状。

（二）补法操作术

进针得气后，顺其经脉而刺之，拇指努出，左转，推而按纳之，并配合循经按摩的辅助手法，针下出现麻痒之感，速出针而扪按孔穴。

（三）泻法操作术

进针得气后，迎其经脉而刺之。拇指收入，右转，提而动伸之，针下出现酸胀之感，缓慢出针，并摇大针孔。

按：夫实者气入也，虚者气出也。阳于外而入之，阴生于内故而出入，此乃阴阳水火之气不同也。故当详察之。

弹而努之者，是用指甲弹针，从而令经脉之气充实，而得疾行至于病所。爪而下之者，是用押手指爪连甲，按定穴位，而使气散而刺荣，血散而刺卫，扪而循之者，令气血舒缓，易于往来。切而散之者，是用拇指爪甲，左右于穴切之，使腠理开舒，而后进刺之。推而按之者，是用右手指捻针按住，而使近气不失，远气乃来。通而取之者，是指刺针进退，或转或停，以使气血往来，远近相通，而后病可取也。

三、呼吸候气补泻法

本法是重视针下得气，而运用候气的办法，并结合患者呼吸而进行补泻的一种常用补泻手法。

（一）补法操作术

未针之前，先用扪循、切散、推按、弹努、爪下等手法乘患者呼气时进针。

进针后手不离针，静以待气，目视患者呼吸状态。如气不至则乘患者呼气时，徐徐捻针以催气，吸气时则手握针不动。气至后，仍按患者每次呼气时而用补法：轻微捻针，拇指向前，食指向后，吸气时手仍握针不动，候补已中机时，则乘患者吸气时出针，出针后立即揉按针孔。

（二）泻法操作术

未进针前，同样用扪循、切散、推按、弹努、爪下等手法，乘患者吸气时进针。

进针后，同样手不离针而得气至。若气不至，可乘患者吸气时，迅速捻针以催气，呼气时则手握针不动。

气至后，乘患者吸气时施以泻法，即加重刺激，迅速捻针，食指向前，拇指向后。呼气时，手仍握针不动，候泻以中机时，当患者呼气尽时乃出针，出针后不揉按针孔。

按：本补泻法出于《黄帝内经》，正如《素问·离合真邪论》中指出："吸则内针，无令气忤，静以久留，无令邪布，吸则转针，以得气为故，候呼引针，呼尽乃去，大气皆出，故命曰泻……必先扪而循之，切而散之，推而按之，弹而努之，爪而下之，通而取之，外引其门，以闭其神，呼尽内针，静以久留，以气至为故……其气以至，适而自护，候吸引针，气不得出，各在其处，推阖其门，令神气存，大气留止，故命曰补。"

因此，运用本针法时，必须候气，留针时，医者要全神贯注，手不离针，按患者的呼吸动态，捻针以待气至，气至后方可施补泻之术，而后再出针。

无论是施以补法，还是施以泻法，在未针之前，先在应针穴位上用左手施以按压手法，再按吸气与呼气而进针。补法是呼气进针，呼气捻针，吸气出针，出针后扣按针孔，手法是轻微捻转。泻法反之，为吸气进针，吸气转针，呼尽出针，出针后不扣按针孔，手法是迅速，加重刺激，并配合摇撼针体。

本泻法适用于胸腹部位诸穴，因为这些部位患者的呼吸状态容易辨别，呼气则胸腹下收凹，补则进针，泻则出针；吸气则胸腹上凸，补则出针，泻则进针。其他部位的穴位施以补泻时，可考虑运用其他补泻手法。

四、刮针补泻法

刮针补泻法是在捻转补泻法的基础上演变而成的一种补泻手法。在操作时，所用方法与刮法与刮针催气法的基本动作大致相同。但在刮针补泻时，有向上、向下的区别。

（一）补法操作术

先用左手拇指压按针柄上端，并轻微向下用力。此时，右手拇指尖抵住针柄，其位置在左手拇指尖下，然后再屈两手食指，并以两手食指背夹住针体，另用右手拇指爪甲（爪甲不可留之，亦不可过短）在针柄上频频刮之，刮时爪甲由上向下，用力要轻微灵活。

（二）泻法操作术

施术时，用右手拇指压按针柄上端，用力要重，并要固定针体（必要时左手可辅助），以右手食指爪甲在针柄上施以刮针手法。刮针时爪甲由下而上，用力要强烈迅速，与补法恰好相反。

刮针泻法操作术，亦可以这样来施术，用右手食指端压按固定针体，而以左手拇指爪甲在针柄上频频由下而上刮动。

按：刮针补泻法，在施术中，循经感传力量非常明显，功效不亚于用捻转手法，患者却无任何痛苦之感，反而会感到舒适。本补泻手法对于惧针的患者效果更好。

但施用本补泻法时，务要医者有一定的基本功作为基础，否则影响效果。医者基本功的获得，来源于平时的苦练。因此，务要平时注意刮针技术，并结合运掌练气，充实掌指力气，并要不断地在临床上施用，则本法刮针的动作和力量自然可达到逐渐灵活自如的境界。

五、双手刮针补泻法

本法是运用双手同时施术，捻转与刮针术交替配合的一种手法。其作用要比单手施术更为理想，但操作术亦要相应提高。

（一）进针操作术

进针之前，左右两手皆先于施针穴位处进行揉、捻、爪、掐辅助手法，要同时施术，且双手尽量相同为佳。

进针时，两手同时捻转针柄，其关键要求是左右两手的力量要相同与平衡，快速把针捻刺进皮下。

177

如果手技不熟练，进针时可用两手拇、食二指捻动针柄，而穿皮时可用左右两手中指施叩、击、搔、刮术，使患者在无痛的情况下把针刺入皮下。

（二）双手捻转术

施用双手补泻法时，与以上单手补泻法相同。补则两手拇指同时向前，食指同时向后，手法要注意轻微柔和。泻则两手食指向前，拇指向后。手法要注意捻动迅速有力；两手捻转方式同，左右两侧不同时要改变其捻转方式。

（三）刮针操作术

施术双手刮针补泻法时，则用两手拇指同时压按针柄上端，用两手食指爪甲频频刮之。补法由上向下刮，泻法由下向上刮，可用拇指爪甲刮之，补泻如法，左右同之。

按：两手施术较单手施术确有更高的疗效，在这种情况下会出现极好的效果。

当取穴较多而又需每个穴位都施以补泻术时，如果单用右手施术，若操作过久，就会出现右上肢力气减弱，会直接影响治疗效果。本法不仅可以克服上述不足之处，而且能从两侧穴位同时施术，使两侧同时循经发生感传作用，使人体的阴阳不平衡得到同时的调整，出现良好的效应。如针双内关与双公孙治疗胸部疾患，针双足三里治疗胃肠病，针双血海、双三阴交治疗妇女经血病等，用两手同时施术补泻，实践多次证明要比单手施术好得多。

此外，如同一经络的穴位，取穴姿势亦相同者，也可以用两手同时施术于左右相同的经穴或相异的经穴而提高补泻效果。如针刺双委中治疗腰痛，针刺双风池治疗头痛、头晕，针刺双合谷治疗面部及口腔疾患等，用两手同时施法，效果都非常显著。

六、简易复式补泻法

本手法是将捻转、提插等，单式手法结合在一起参照迎随手法中针尖的顺经与逆经而组成的一种复式补泻手法。

（一）补法操作术

进针得气后，右手拇、食、中指捏持针柄，一进一退地来回捻动，以半圈180°为好。捻动的力量要求拇指运针捻转前进的力量大于后退的力量，可反复如此施术；同时行针向下插按的力量要大于上提的力量，针刺方向要顺经或指向病所。

施术结果，被刺的腧穴和经络线上，可出现酸胀痛或灼热感。

（二）泻法操作术

进针得气后，右手拇、食、中三指捏持针柄，进行捻转、提插。要求拇指捻转后退的力量大于前进的力量，可反复如此施术同时行针，向上上提的力量要大于下插的力量。针刺方向要逆经而去或根据病灶的所在而调整针的角度。

施术结果，被针刺的腧穴和经络循行线可出现空、困、抽、麻等感觉，或出现寒凉感。

按：本针法要点是，把捻转手法、提插手法，再结合针刺方向，以及用力的大小，在施术时融为一体。特别是施术的结果，如果施术无误，定会出现如上的感觉反应。

七、繁复式补泻手法

本法是把多种单式补泻手法，如捻转、提插、迎随、徐疾、进退等手法揉合在一起综合运用。

（一）补法操作术

补法施术的要点：捻转时拇指向前的力量要大于后退的力量；提插行针时，向下插按的力量要大于上提的力量；针刺方向要顺经向刺；下针要徐徐捻入；进退的方式要进多退少。而其施术的关键在于这些单式补的手法，连贯地融合为一种手法，且运用自如灵活。

本法施术的结果，针下出现有沉、胀、麻、困或发热感。

（二）泻法操作术

泻法施术的要点是：捻转时拇指向后的力量要大于前进的力量，提插时行针向上提的力量要大于下插的力量，针刺的方向要逆经而刺，下针要疾速一次捻入，进退的方式要进少退多。而其施术的关键在于把这些单式的泻法连贯地融合为一种泻的手法，且运用自如。

施术的结果，针下产生空、困、酸软、发凉的感觉。

按：本手法的要点是，把多种单式手法，融合为一种手法，而不是多种手法的混合体。在新的复式手法中，没有哪一步是单纯的运用哪一种单式手法，出现综合的新局面。

第五节 平补平泻

一、源流考述

《灵枢·经脉》曰："盛则泻之，虚则补之……不盛不虚，以经取之。"这其中的"以经取之"就是平补平泻的最早论述。其意在于调和诱导、疏通经络、调和气血。

《神应经》曰："凡人有疾，皆邪气所凑，虽病人瘦弱，不可专行补法。经曰：邪之所凑，其气必虚。如患赤目等疾，明见其为邪热所致，可专行泻法。其余诸疾，只宜平补平泻，须先泻后补，谓之先泻邪气，后补真气，此乃先生不传之秘诀也。"其中虽然提出"平补平泻"，但其本意与现代所论的平补平泻却不尽相同。

《针灸大成》曰："若不虚不实者，则当以经取，谓其正经自得病，不中他邪，故自取其经也。其法：右手存意持针，左手候其穴中之气，若气来至如动脉状。乃纳针，要徐徐而入，徐徐而撞，入荣至卫，至若得气如有鱼食钩，即是病之气也，则随本经气血多少，酌量取之，略待少许，见气尽乃出针；如未尽，留针在门，然后出针。经曰：有见如入，有见如此。此之谓也。"这不仅把《灵枢》中的"以经取之"做了具体说明，而且还解决了操作方法，其实质是平补平泻也。

《针灸大成》曰："有平补平泻，谓其阴阳不平而后平也。阳下之曰补，阴上之曰泻。但得内外之气调则已，有大补大泻。唯惟其阴阳俱有盛衰，纳针于天地部内，俱补俱泻，必使经气内外相通，上下相接，盛气乃衰。此名：调阴换阳。一名：接气通经。一名：从本引末。审按其道以予之。徐往徐来以去之。其实一义也。"

这指出了平补平泻，是指刺激量比较平和的补泻手法；大补大泻是指刺激量比较强的补泻手法，对于不同的虚实情况，将用不同的补泻手法，其原理就在于调节气血、平衡阴阳，其着眼点皆在"调"字上，因此有一致的含义。

二、操作方法

平补平泻手法，又称为调和法。其具体操作方法如下：

如同其他补泻手法的施术一样，平补平泻手法也是在进针得气的基础上开始施术的。其运用的基本手法有捻转与提插。在捻转时，左转、右转要均匀平衡，其捻转度以180°为佳。进针、退针的力量要均匀适中，上提、下插的深度要等同，而其刺激强度要介于补、泻两种手法的中间。

平补平泻何时开始施术呢？进针得气后施之，为其一；留针时间隔一定的时间施术，为其二；出针之前再施之，为其三。凡此三种施术时机，又当根据患者的具体情况，加以灵活掌握。

一般来讲，需要留针时间长一些的，可多施几次，针感未达到预期要求者，亦可多施几次，至于出针前是否一定要施术，亦无定论，可根据患者情况灵活运用。

总之，本手法的要点是"导气"，其关键在于对"调"的恰当掌握，目的达到，即可出针。

本手法适用于虚实界限不清的病证、不虚不实仅功能紊乱的疾病，或者虚实夹杂，不可专补专泻的疾病。一时诊断不清，虚实难辨者亦可运用本手法。

具体而言，对于经络受病、疼痛不通，或气血瘀阻，如急性腰扭伤、闪腰岔气，于病灶之远端选穴，以诱导疏通经脉，宣散气血，常用委中、承山就是从这个理论出发的。另外，如急性扁桃体炎，点刺鱼际、少商放血，因为手太阴肺经循行过咽喉，少商又是肺经的井穴，有泻火散血的作用。

第六节 测验补泻中机

在针刺治疗中运用补泻手法，其目的是为了使虚者得补，实者得泻，以达到补泻中机，究竟补泻是否已达到适当时机，这一点在针刺疗法中极为重要。

如何才能达到补泻的适当时机呢？这就要求医者在施行补泻手法时，要认真辨别针下之气与寒热感觉，才能掌握虚已得补、实已得泻的时机。

什么叫针下之气呢？就是通过补泻后，病邪之气已去，针下谷气已至。如何辨别邪气与谷气呢？在《灵枢》中有明确的说明："邪气来也紧而疾，谷气来也徐而和。"此即告诉我们，若邪气未尽时，针下有滞涩之感，如同有物缠绕，不利于针之捻转提按，此时万不能出针，出针则病复至矣。如果邪气正复，谷气已至，则针下会感到空适，此时捻转提插流畅，这就是补泻中机的象征。

《灵枢·终始》曰："所谓谷气至者，已补而实，已泻而虚，故以知谷气至也。邪气独去者，阳与阴未能调，而病知愈也，故曰：补则实，泻则虚，痛虽不随针，病必衰去矣。"这说明用针治病施用补泻手法，到了谷气至的时候，就要停止补泻施术。因为此时虚者已补而实，实者已泻而虚，已经达到了治疗目的。但是，还必须与针下寒热之感相结合，作为辨别补泻中机的依据。

《素问·针解》曰："……刺实须其虚者，留针阴气隆至（针下寒），乃去针也。刺虚须其实者，阳气隆至，针下热，乃去针也。"说明针刺治疗实证要使其邪气衰，就是要用泻法，留针期间施用手法到针下有寒凉感时，则可出针。针刺治疗虚证，若要使其正气实，就要用补法，留针期间施用手法到针下出现温热之感，方可出针。上文中所说的阴气隆至针下寒，阳气隆至针下热，是按人身阴阳气化关系而讲的。从病理的角度来讲，实者为阳，属热；

虚者为阴，属寒。在针刺治疗中，实者用针泻其阳分之邪热，热退阳衰，则阴气复来，故针下实；虚者用针补其阳分不足的正气，正气复则阴寒退，故针下热。

《素问》所讲的"阳胜则热，阴胜则寒"，就是阴阳偏盛的病理变化。故用针补泻就能调节阴阳，使之平衡。

"阴气隆至"是指阳胜的实证，阳胜则阴虚，故泻偏胜的阳气，而阴气自能恢复。"阳气隆至"是指阴胜的虚，阴胜则阳虚，故补其不足的阳气，则阳气自可恢复。

因阴阳偏胜，因此有虚、实、寒、热的疾病，针以补虚泻实，就是调节阴阳，使其平衡，达到治愈疾患的目的。

需要说明，实证之病为邪气有余，虚证为正气不足。补就是要使正气充实，泻就是要使邪气虚衰。所以《素问》指出："气实乃热，气虚乃寒也。"前者是指虚证已补而实，故针下热；后者是指实证已泻而虚，故针下寒。

针刺补泻大要，就是泻其有余而补其不足。病之属阴属阳，为寒为热，要善于辨证施治，治疗适当，补泻得宜，则实者能使其虚，虚者能使其实。虚者已成实，则针下热；实者已成虚，则针下寒。

针下寒热与取穴有关系。取穴时必须以经络为依据，且所选穴位尽量取一些特定穴，如五输穴、募穴、络穴、交会穴、郄穴等。一般施用补泻后，皆有针下寒热感。其他经穴，则不太明显。

　　至于针下之寒热，必须从患者的感觉来证明。如虚证用补法后，患者已感觉穴内温热充实，表明机体已由衰弱达于兴奋，各部组织活动已渐恢复常态。这时患者正气得复，病邪已除，而医者在捻针时，亦感觉针下充实（谷气已至），此即补已中机，应当出针，不必再行补法了。实证用泻法后，患者感觉穴内寒凉空松，表明机体已由兴奋达于静止状态，各部组织的亢进程度已趋和缓。这时病邪已去，正气渐慢，而医者亦感觉针下空松灵活（邪气已去），此即泻已中机，应当停止泻法而出针。如果患者针下寒热之感不明显，可继续使用补泻手法。否则出针过早亦会出现不良后果。

　　在临床实践中，病之属实热性者，如果运用泻法至适当的时候，则针下空松有寒凉的感觉。如泻合谷穴，治阳明经热感的牙痛一症，针尖由穴下透达齿龈后，频频使用手法，则逐渐止痛，最后针下空松有清凉感。如果用透天凉手法，不但针下发凉，而且能循经至口腔皆有寒凉的感觉。如针寒性的痛痹，取阳陵泉、足三里等穴，施用补法至适当时间，患者即感觉寒病减轻而针下舒适，并有热性感觉。如果使用烧山火手法，其针下之热力能循经传导。

第七章 烧山火与透天凉

烧山火、透天凉是古代复式补泻手法，由于在临床上运用较多，且实用价值大，所以列为专章来进行论述。

第一节 源流考述

"透天凉"又称为"凉泻法"，"烧山火"又称为"热补法"。现代简称为针刺凉热手法。

《素问·针解》曰："刺虚则实之者，针下热也，气实乃热也；满而泄之者，针下寒也，气虚乃寒也。"

《灵枢·九针十二原》曰："刺诸热者，如以手探汤，刺寒清者，如人不欲行。"

《扁鹊心书》中就有针刺生热治衄血病人的记载。其文曰："一人患脑衄，日夜有数升，诸药不效。余为针关元穴，入二寸留二十呼，问病患曰：针下觉热否？曰：热矣。乃令吸气出针，其血立止。"这是关于此两种手法的最早的文字论述。

窦汉卿在他著的《针经指南》一书中首先指出："大病后热者治之以寒也……病恶寒者治之以热也。"这充分说明当时已开始运用这两种针刺手法来治疗疾病。

到明代之后，这两种针刺手法，已被针灸医家所通用。

明代徐凤《金针赋》曰："烧山火治顽麻冷痹，先浅后深，凡九阳而三进三退，慢提紧按，热至，紧闭插针，除寒之有准，透天凉治肌热骨蒸，先深后浅，凡六阴而三出三入，紧提慢按，徐徐出针，退烧之可凭，皆细细搓之，退热准绳。"

明代汪机的《针灸问对》曰："烧山火针入先浅后深，约入五分，用九阳三进三退，慢提紧按，热至，紧闭针穴，方可插针，令天气入，地气出，寒可除矣。又云，一退三飞。飞，进也。如此三次，为三退九进，则成九矣。其法，一次疾提至天，三次慢按至地，故曰疾提慢按。随按，令病人天气入，地气出。谨按生成息数，病愈而止。一说，三进三退者，三度出入，三次则成九矣。九阳者，补也，先浅后深者，浅则五分，深则一寸。"以上所论述的是指"烧山火"针法而言，其论已十分细致具体。在论述"透天凉"针法时，《针灸问对》曰："透天凉先深后浅，约入一寸，用六阴三出三入。紧提慢按，寒至，徐徐退出五分，令地气入，天气出，热可退也。又云，一飞三退，如此三次，为三进六退，即六阴数也。其法，一次疾插入地，三次慢提至天，故曰疾按慢提。令患人地气入，天气出。谨按脏腑生成息数，病自退矣。一说，一度三进三退，则成六矣。六阴者，泻也。"《针灸问对》对此两种针法的论述，不仅对具操作方法做了明确的规定，而且有所补充。

李梴在《医学入门》中曰："一切冷证，先浅入针。而后渐深入针，俱补老阳数，气行针下紧满，其身觉热，带补慢提急按老阳数，或三九二十七数。即用通法，扳倒针头，令患人吸气五口。使气上行，阳回阴退，名曰进气法，又曰烧山火。"以上是对"烧山火"针法的论述和补充。《医学入门》曰："一切热证，先深入针，而后暂浅退针，俱泻少阴数，得气觉凉，带泻急提慢按初六数，或三六一十八数。再泻再提，即用通法，徐徐提之，病除乃止，名曰透天凉。"以上是对"透天凉"针法的论述与补充。

《针灸聚英·补泻》曰："夫热病者，治之以寒何如？须其寒者，先刺入阳分，候得气，推内至阴之分，后令病人地气入而天气出，谨按生成之息数足，其病人自觉清凉矣。夫病恶寒者，治之以热也何如？须其热者，先刺阴分，候得气，徐引针至阳之分，后令病人天气入而地气出。亦谨按生成之息数足，其病自觉和缓矣。"此是对此二针法的论述与补充。

《针灸大成》则对此两种针法更有详尽的论述。《针灸大成》曰："烧山火，能除寒，三进一退热涌涌，鼻吸气一口，呵五口。"又曰："烧山之火能除寒，一退三飞病自安，始是五分终一寸，三番出入慢提看。"又曰："凡用针之时，须捻运入五分之中，行九阳之数。其一寸，者即先浅后深也。若得气，便行运针之道。运者男左女右，渐渐运入一寸之内，三出三入，慢提紧按，若觉针头沉紧，其针插之时，热气复生，冷气自除，未效。依前再施之。"又曰："四肢似水最难禁，憎寒不住便来临，医师运起烧山火，患人时下得安宁。"又曰："进火，补。初进针一分，呼气一口，退三退，进三进。令病人鼻中吸气，口中呼气三次，把针摇动，自然热矣。如不应，依前导引。"以上是《针灸大成》对烧山火针法的一系列论述。

在论述"透天凉"针法时，《针灸大成》中又有一系列的论断。

《针灸大成》曰："透天凉能除热，三退一进冷冰冰，口吸气一口，鼻出五口。"又曰："凡用针之时，进一寸内，行六阴六数，其五分者，即先深后浅也。若得气，便退而伸之，退至五分之中，三入三出，紧提慢按，觉针头沉紧，徐徐举之。则凉气自生，热病自除，如不效，依前法再施。"又曰："一身浑似火来烧，不佳之时热上潮，若能加入清凉法，须臾热毒自然消。"又曰："进水，泻。补进针一分，吸气一口，进三进，退三退，令病人鼻中出气，口中吸气三次，把针摇动，自然冷矣。如不应，依法导引之，再不应，依生成息数，按所病脏腑之数，自觉冷热应手。"

《针灸大成》曰："假令恶寒者，先令得阳气入阴之分，次乃转针退到阳分，令患人鼻吸口呼。谨按生成气息数足，阴气隆至，针下觉寒，其人自觉凉矣。又有病道远者，必先使气直到病所，寒则进针少许，热即退针少许，然后却用生成息数治。"

后世医家及现代医者，对本针法一直处于研究探讨之中。

第二节　研究与探讨

烧山火、透天凉针法是针刺手法中的一朵金花，多少年来，医者一直对它进行研究探讨。

研究探讨的方式：其一，对古代文献、古典手法的研究与探讨；其二，在临床实践中的实验探讨；其三，运用现代化的手段，进行了一系列的实验与探讨。目前的研究已收到一定成效，比较统一的观点有如下一些。

一、烧山火、透天凉针刺手法，这不单纯是一个手法问题，而是多种因素的综合

（一）多种基本手法的综合

本针法是由提插、进退、捻转、紧慢、深浅、九六数、导气引导、催气术、刮针柄及配合呼吸等综合手法组合而成的。以上这些手法，能否配合得当，恰到好处，又与医者的基本功和患者的配合不可分割。

（二）多种操作方法的并列

历代实践证明，古今出现了多种有关烧山火、透天凉的针刺操作方法，而这一系列的操作方法，只要运用得当，均可有凉、热感觉的出现。这就说明，如果进针手法一样，本针刺法的操作方法不是唯一的，而是多种多样的。

究竟哪一种方法好，这要看医者对这些方法的掌握程度，哪一种掌握得好，就运用哪一种。然而，亦要以存易而舍难为其方向，排除客观因素的过多干扰。即不管病人配合与否，或其他一些情况的干扰都能有效进行为最佳。

（三）多种不同作用的配合

首先，是经络的传导作用。此即对于气的功能、形成、运行的作用。

术者必须能了解《黄帝内经》中告诫的"引阳入内"为补、"导阴外出"为泻的基本原则。只有如此，才能真正了解和体会到凉、热感的产生，乃是一种经脉气血运行盛衰的表现。

气血相加而运行，气为血帅，血为气母，气行则血行，气滞则血瘀；气血虚则寒，气盛则热。

所以，对"烧山火"手法的操作，其宗旨是导致阳气充实而生热。对"透天凉"手法操作的宗旨是引阴气外泻，因为邪气外散则生寒，即补而热，泻而寒，乃是经脉调和后应有反应和必然结果。

其次，手法的物理作用。手指按押穴位，使之产生酸、麻、胀之感起到了诱导作用；针尖刺到经络范围内的神经或神经周围组织得气后，出现了电传导作用；向一个方向捻转，可使肌纤维缠绕针，间接压迫经络范畴的血管、神经，使血流的速度和神经传导受到不同程度阻滞和改变的作用；刺手的快速搓捻，摩擦生电，从而对经络系统范畴的生物电产生了干扰的作用；快速提插，使局部高度充血，可产生温热感作用；施术完毕将押手、刺手突然或缓慢起放，使血流速度和神经传导起到加速或减慢的作用。

第三，生理、病理等方面的差异作用。取穴不同的差异作用，全身腧穴虽多，但不是每个穴位上施以本法都能收效的。如曲池、阳陵泉、足三里、三阴交等穴，凉热感的反应就比较强，而如睛明、十宣等，凉热感的反应则较差，甚至不能出现凉热感。

躯体不同部位的差异作用：一般四肢、腰部凉热感产生较快，而腹部较慢。头、面、手指、足趾等肌肉浅薄的地方，则不宜施以本法，而且亦产生不了凉热感。但有时头部刚进针，即出现凉热之感，却又为何？这不是由于施以本针法的结果，而是个别人的特异反应。

患者体质不同的差异作用：一般来讲，体质强、年龄小、病程短、气血充盈者，热感产生快，凉感产生慢；体质弱、年龄大、病程长、气血虚弱者，热感出现慢而凉感产生快。

此外，由于患者针感反应的差异，可能出现不同的情形。以四肢为例，如肘关节屈曲时，易生凉感；伸直时，易生热感。施术时患者的不同呼吸都可以导致不同的效果。

最后，由于不同的季节、不同的地区、不同的气候，亦可产生不同的效果，同时患者的饮食品种、质量、数量上的差异，亦可产生不同的效果。环境的不同亦会出现不同的情况。

总之，在临床之中，既要注意手法的娴熟与配合，又要注意生理、病理及自然界的变化等作用，它们之间存在着相互联系、相互制约和相互促进的关系，而不是各自孤立的。因此，这些因素中既有促进手法成功的一面，亦有影响手法成功的一面。这就要求医者能发挥有利因素而排除不利因素，从而取得手法成功的主动权。

二、凉、热产生的关键

得气是凉热感产生的首要因素。"守气"是产生凉热感的必要保证，即针下得气后，必须会守气，使气慎守勿失。

三、现代手段与本法

要想明确地知晓产生凉热感的原因，必须利用现代科学知识和试验仪器等手段，进行多学科、多途径、多指标的综合研究。实际上，早在 20 世纪 60 年代或更早一些时候，已经有人开始了这方面的研究。

如在健康人身上进行嗜酸粒细胞计数和白细胞吞噬试验、穴位电势的研究；又如，"针刺热补（烧山火）凉泻（透天凉）手法对皮肤温度影响的实验观察"。近 30 年来，各国医学家都很重视针刺手法的研究，如日本学者研制了模拟补泻手法针刺治疗仪。法、英、德针灸医生也很重视针刺手法的应用，并做了科学探讨；近年来我国针灸学者，又进行了针刺手法"烧山火""透天凉"关于经络"气"的红外线图像观察。

至于在针灸临床上的研究与探讨，则更为广泛和普及，且成效亦甚好。

第三节　基本操作手法

一、操作法

（一）烧山火

病人呼气时，先浅入针，得气后，再行三进一退(分三部进针，先天，次人，后地，一次退针，要徐进疾出)，紧按慢提（插针较重，提针较轻），行九数（反复施术三次，九数者，补也），呼气进针（施术过程中，凡进针时

令病人呼之），吸气出针（施术过程中，凡是退针，均令
病人吸气），出针扪穴（出针后立即扪按针孔，勿使正气
外泄）。

（二）透天凉

病人吸气时先深入针，得气后行一进三退（一次进针
至地部，分三部退针，先地，次人，后天，要疾进徐出），
紧提慢按（提针时较重，插针时较轻），行六数（反复施
三次，六数者，泻也）。吸气进针（施术过程中，凡是进
针的均令病人吸气），呼气出针（施术过程中，凡是提针
均令病人呼气），出针时，亦令病人呼气，不扪孔穴（出
针后，不扪按针孔，令邪气外出。）

按：本法是由徐疾补泻、提插补泻、呼吸补泻、九六
数补泻、开阖补泻等基本补泻手法组成的综合补泻手法。

二、操作法二

（一）烧山火

进针得气后，先把针上提至浅部，浅部与深部的比
较，是按针的长短而灵活规定的，假如用的是二寸长的毫
针，进针入穴五分为浅部，进针到一寸五分处为深部，其
余的五分不能全部插入，以免影响捻针施术。先将针上提
至浅部（即针在穴内约五分深），用紧按慢提，紧按插针
时，用捻转手法，拇指向前，食指向后。慢提退针时，则
食指向前，拇指向后，三进一退的手法（不要限于三、一
之数，以进多出少为大法）。配合医者的呼吸行气而施术

（呼吸运气时要精神专一集中，呼与吸皆以思想意识从丹田为起点，到达指端为终点。施术时的呼吸行气与正常的呼吸相异，烧山火呼气长而吸气短，透天凉则吸气长而呼气短）。向下插针时，则用紧按法，同时医者自己用口鼻呼气（呼吸运气，要闭口齿），从丹田呼气上至胸膈，由胸膈达于右上肢捻针的指端（呼气要长而有力）；向上退针时，则用慢提法，这时医者要轻轻吸气（吸气要短而缓）。这样随着呼吸运气而进行提插，进退手法，约计五分钟，患者就会觉得针下有热感出现，并且使经脉循经路线上出现温热之感。

如果患者感觉迟钝时，可反复施术。

（二）透天凉

进针得气后，则先将针插至深部，用紧提慢按（紧提退针时，用捻转手法，食指向前，拇指向后；慢按进针时，是拇指向前，食指向后）、三退一进的手法（不限于三、一之数，以出多进少为大法），配合医者呼吸运气而施术。向上提针时，用力捻转针柄。同时医者自己从丹田向上吸气，通达膈下（吸气要长而有力），再由膈下至胸部而达于右上肢捻针的指端。向下插针时，则用口鼻徐徐向外呼气（呼气要短而缓），这样以呼吸配合提插、进退的手法，经过五分钟左右，患者即感到针下有清凉之感，并在经脉循行路线上出现寒凉之感。

如果患者感觉不明显，可反复施术，以待出现凉感。

按：本法是由提插补泻、徐疾补泻、捻转补泻，结合医者的呼吸运气而完成的一种综合手法。

凡深吸气时，则胸腹感觉有凉感；深呼气时，则胸腹觉有热感。

医者自己呼吸运气，能使寒热之气由丹田而达于指端，通过拇、食二指的捻转力量。结合"提针为寒，插针为热"的手法，将医者呼吸、寒热之气，通过针的活动力量传导于患者的经穴内部，再循于经络。

运用本法时，医者本身要有一定的功底基础，而医者的功夫是通过"运掌练气法"的练习而得到的。

三、操作法三

（一）烧山火

右手持针，用单指压手法将针刺入皮下，并运用捻转、提插等手法使之得气，当得气的一刹那间，令拇指向前、向下推捻180°左右，置针守气，使感觉可传导而不可丢失，此时压手帮助固定针体，但用力不宜过大，术者则有针下沉紧的感觉，后用拇、食指捏住针柄，拇指力量向前、向下，行飞推、搓捻手法，但针体不可随手法旋转，一般依此操作4~5次，患者便有温热感产生。

若不效，使针回释，另再进行操作。

（二）透天凉

进针、压手、得气术均与烧山火术同。

待得气后，右手拇指迅速向后，食指力量向下捻转

180°左右，置针守气，使感觉可传导而勿丢失。之后，拇、食指捏住针柄，取飞、搓手法，使针体力量随飞、搓法，协助押手向上轻提，但注意针体不随手法旋转，依法操作4~5次，患者便有风凉样感觉。若不效，使针回释，然后再另行操作。

四、操作法四

（一）烧山火

将针刺入患者穴位一定深度（一寸或一寸半），得气后，开始施术。

施术时，拇指向前捻转几次，然后，拇指再向后捻转360°左右。将针徐徐提起（约3分钟，再针向下紧按约3分钟），拇指向前捻转9次。如此反复2~4次后，患者即感到针下有热感或轻松感（多为热感）。

留针半小时或两小时（留针期间，可根据疾病情况，施术2~5次），起针时急速扣按针孔。

（二）透天凉

将针刺入患者穴位一定深度（一寸或一寸半），待气至后开始施术。施术时，拇指向后捻转6次。然后拇指向前捻转360°左右，将针向下紧按（2~3分钟），再将针向上慢提（2~3分钟），拇指向后捻转6次。

如此反复2~4次后，患者即感到针下有凉感或舒适感（多为凉感），留针半小时或一小时后（留针期间可根据病情施术2~5次），起针时，摇大针孔。

按：本针法是由徐疾、提插、捻转、九六数、开阖等几种基本补泻手法综合而成的。

因此，要想达到热与凉感的出现，对基本手法的娴熟是先决条件之一，同时要善于根据病情灵活掌握施术的尺度。

五、操作法五

左手拇指紧按穴位，右手拇、食、中三指持针，呼气时将针迅速刺入穴内；先浅后深，使针下沉紧得气，患者有酸、沉、胀、麻感觉，证明取穴正确无误。

在此基础上，将针提至皮部，再把针刺入肌肉，然后再将针插入筋骨处，右手拇、食、中指使针一退三进。退针时要慢一些，进针时快一些，如此连续数次，经过1~2分钟后，患者即出现针下温热感。

如无此温热感觉者，属于感觉迟钝型，可再施以下手法：右手拇指压住针柄上端，食、中指由上而下刮针柄数次，或拇指不停地后退做强度较大的捻动针柄，或配合提插手法，提插要在小范围内进行，针上下多在一两分之间，应以多提为原则，这样再经过3~5分钟，一般患者都可以达到凉的感觉，如果仍没有，可再反复运用上法，最后呼气慢慢出针，不闭针孔。

按：以上两种手法，在临证应用上如法操作大多数都可达预期效果。但如果手法无误，又多次反复操作仍无凉热反应者，当另法讨论研究。

凉热补泻手法是多种细致手法的综合，要随证因人灵活应用，久习而能通矣。

六、操作法六

（一）烧山火

术者左手食指或拇指紧按穴位，右手将针进至五分深左右，候其气至，左手加重压力，右手拇指向前捻按5秒钟（5次左右），候针下沉紧，连续急（重）插慢（轻）提10秒钟（10次左右），拇指再向前连续捻按45秒钟（45次左右），使针下持续沉紧，出现热感，即可出针。

（二）透天凉

术者左手食指或拇指紧按穴位，右手将针进至五分深左右。候其气至，左手减轻压力，右手拇指向后捻提5秒钟（5次左右）。候针下沉紧。连续急（重）提慢（轻）插10秒钟（10次左右），拇指再向后连续捻提45秒钟（45次左右），使针下轻滑，出现凉感，即可出针。

使用烧山火与透天凉补泻手法，要有明确的诊断，根据虚寒、实热症状，选用重要经穴（如五输穴）、背俞穴、交会穴、郄穴等进行补泻手法操作，但每次不宜取穴过多，取一二重要穴即可。

烧山火、透天凉的操作，各家互有不同，各人亦互有不同，各证亦互有不同，各类穴亦互有不同，但各有所取，各有所长，都可达到预期目的，都能收到应有效果。只有在熟练的前提下，才能得心应手。

第八章　针术手法拾遗

第一节　关于井穴的补泻

一、源流考述

补泻手法是针灸治病的关键，运用补泻手法，除术者有深厚的功底之外，还要通晓经络学说，而且在临证中善于诊病审因，辨证施治。

对于五输穴的补泻问题，按照五输穴的五行相生原理，根据脏腑诸病的虚实，分别补泻，较为简明易用，效果亦甚显著。《灵枢·九针十二原》对五输穴的意义做了重点论述。《难经》又进一步阐明了五输穴以井为始的意义，以及五行配合与主病的原理，定出了补母泻子的治疗规范，且行之有效。

然而，关于井穴的补泻问题，历代医家持有两种不同的认识。一些人认为，井穴处无法施以补泻，因此认为，井穴是急救穴，无补泻可谈。另一些人认为，井穴上可以施行通常的补泻，其法如同其他五输穴一样。实际上，这两种看法均有不妥之处。前者否定了井穴存在补泻的问题，后者则认为可以在井穴上直接施以补泻。然而实践告诉我们：第一，井穴是可以施以补泻的。第二，直接在井穴上施以补泻时，效果往往不佳。

《难经·七十三难》曰："诸井者，肌肉浅薄，气少不足使也，刺之奈何？然诸井者，木也（指阴经而言，阳经井穴为金，故经曰：阴井乙木，阳井庚金）；荥者，火也，火者木之子，当刺者，以荥泻之。故经曰：补者不可以为泻，泻者不可以为补，皆之谓也。"此即说明，井为木，是火之母，荥为水，是木之子。假如肝实，当泻井木，而井木又在手足指梢，肌肉浅薄，血气尚少不足以施治，于是泻其荥火穴行间以易之，泻子则母虚，此即"泻井当泻荥"。如肝虚，则补其母，肝属木，水生木，补合即为补其母，于是补其合穴曲泉。此即"补井当补合"之意。

总之，关于井穴的补泻，可以采取变通的办法，则"泻井当泻荥"（难经所指）"补井当补合"（后世医家补充）。

二、补泻方法

在十二穴中，运用变通方法进行补泻者，有心经、心包经、肾经、膀胱经、胃经五经。

心经为阴经属火，其井穴为少冲，心虚时，可于其合穴少海处补之。心包络为阴经属火，其井穴为中冲，心包络虚时，可于其合穴曲泽处补之。肾经为阴经属水，其井穴为涌泉，肾实时，可于其荥穴然谷处泻之。膀胱经为阳经属水，其井穴为至阴，膀胱虚时，可于其合穴委中处补之。胃经为阳经，属土，其井穴为厉兑，胃实时，可于其荥穴内庭处泻之。余则，补泻法皆可如法而施，如心经实热，泻少府穴；肾经虚寒补阴谷穴等。

如上牙痛，若属胃经实热证者，按补母泻子法，应当泻本经的井穴厉兑，但实际若取厉兑反而加重患者的苦痛。若以荥穴取代，在内庭穴上施以泻法，上牙痛可立刻而止。又如肾阳衰的癃闭。按补母泻子法，当补膀胱经的井穴至阴，于是以合穴取代，在委中穴施以补法而小便立通。

井穴变通补泻法，虽然不同于补母泻子法，但实际上是补母泻子法的进一步深化与发展。

第二节　关于男女午前午后
阳气在上在下的探讨

《神应经》曰："凡针背腹两边穴，分阴阳经补泻。针男子背上中行，左转为补，右转为泻。腹上中行，右转为补，左转为泻。女子背中行，右转为补，左转为泻。腹中行，左转为补，右转为泻。盖男子背阳腹阴，女子背阴腹阳故也。"

《金针赋》曰:"男子之气,早在上而晚在下,取之必明其理。女子之气,早在下而晚在上,用之必识其时。午前为早属阳,午后为晚属阴。"又曰:"男子者,大指进前左转,呼之为补,退后右转,吸之为泻。提针为热,插针为寒。女子者,大指退后右转,吸之为补,进前左转,呼之为泻,插针为热,提针为寒。左与右有异,胸与背不同。午前者如此,午后者反之。"

综上论述,不外拘泥于男女有阴阳不同,而异左右捻转为补为泻,且有午前、午后之分,以及背阳腹阴、背阴腹阳之别。

《针灸问对》曰:"待气至针动,因推针内之,是谓补;动针而伸之,是谓泻,古人补泻心法,不出乎此。何尝有所谓男子左泻右补,女人左补右泻也哉?是知补泻转针,左右皆可,但当识其内则补,伸则泻耳。后人好奇,广立诸法,徒劳无益。"

笔者认为,经络分布人身,阳升阴降,男女皆同,并无差别。如手三阳从手而走头,足三阳从头而走足,男女均无所异。手三阴从胸而走手;足三阴由足而走腹,男女变系相同。所不同的,仅是男女气血多少的差异。人身营卫流行,经脉往来,各有定度,而经络循行的起止,男女一致,并无差异。似不必区分男女、阴阳、午前午后的补泻手法。从临床实践证明,施用补泻手法治疗男女疾病时，除经、带、产等为妇科疾患外，其余虚实、寒热诸疾，只要根据补泻原理，按经取穴而施术，应补则补，该泻则泻，自能达到治愈疾病的目的。

因此，治疗一切疾病，在动用补泻手法时，不应拘泥于男女补泻不同的说法，更不可按男女午前、午后阴阳分经，呼吸补泻相异。

呼吸补泻应以《黄帝内经》之意为法，而捻转补泻则应从《难经》之法为度。只有如此，才较为恰当。

第三节　关于按阴阳经之循行，分别左右捻针的探讨

人身阴阳经络，各有顺逆之分，手三阳由手走头，足三阴由头走足，手三阴由胸走手，足三阴由足走腹。阴阳贯通，互相联系。顺其走向而转针谓之补，逆其走向而转针谓之泻。补者随而济之，泻者迎而夺之，此迎随补泻之大法。但后来有的医书，拘泥于左右两边捻针转向不同而分别补泻。

《神应经》曰："却用泻法，如针左边，用右手大指、食指持针。以大指向前，食指向后，以针头轻提往左转。""如针右边，以左手大指、食指持针，大指向前，食指向

后，依前法连搓三下，轻提针头往右转。""（补法）如针左边，捻针头转向右边，以我之右手大指、食指持针；以食指向前，大指向后。""如针右边，捻针头转向左边，以我之左手大指、食指持针，食指向前、大指向后。"

其他针灸书中，又按十二经循行上下的不同，规定出补泻手法，如"手之三阳经，足之三阴经，此六经之循行。悉皆自下而行上，如针左边，则向右转为补。向左转为泻；如针右边，则向左转针为补，向右转针为泻。足之三阳经，手之三阴经，此六经的循行，悉皆自上而走下，如针左边，则向左转针为补，向右转针为泻；如针右边，则向右转针为补，向左转针为泻。"

上述补泻手法，前者拘泥于人身左右两侧的不同，施法时要运用左右两手，而异其左右转针为补为泻；后者则拘泥于阴阳经循行上下的不同而区分出四种形式的左右捻转为补为泻的手法。

笔者认为，上述补泻手法，合理者少，悖理者多，错杂紊乱，繁杂重复，在临床施用时，受到许多限制，徒劳无益。

其实，补泻的主要基本手法，在于提插、捻转、进退、轻重、快慢、深浅等手法的恰当配合和综合运用。

多年的临床实践，笔者亦曾对上述补泻手法进行过反复试作与探讨研究，以提高疗效的事实证明，除《神应经》中所提的左右两手施行补泻手法在一些情况下有效外，其他诸法则无效益可谈。

因此，在施用补泻手法治病时，不可按患者左右两侧的部位不同而异其捻转形式，更不可拘于手足阴阳、上下、左右为补泻的法则，且以此来改变捻转方向。无论阴经、阳经，或左或右，施法时，皆以拇指向前，食指向后，左转为补；食指向前，拇指向后，右转为泻，左右两手施术亦同，而其关键所在是捻转与提插，以及速度、力量等各种基本因素。

第四节　关于留针的探讨

关于留针补泻问题，前面已专门论述，此处从另一个角度来研究与探讨有关留针问题。在临床治疗中，当针下得气，又在进行补泻术之后，一般不立即起针，将针留在穴位上不动，叫作留针。

《灵枢》曰："静以久留"，这是指不动针而留针。又曰："毫针者，尖如蚊虻喙，静以徐往，微以久留之而养，以取痛痹。"这是指治疗痛痹，宜用毫针，而且要久留之。又曰："久病者，邪气入深，刺此病者，深内而久留之，间日而复刺之。"此乃指久病的患者，不能按用浅刺而不留针，而必须要深刺而久留之，方能提高疗效。

对于肥人患者，《灵枢》曰："刺此者，深而留之。"对青壮年患者，曰："此人重则气涩血浊，刺此者，深而留之，多益其数。"这即说明刺肥人与青壮年患者，要依据体质情况，深刺而久留针，并配合补泻手法。又曰："刺寒清者，如人不欲行"，这是说治疗寒性疾患，要使用捻转手法，也是留针的一种刺法。以上所述，为《灵枢》深刺要留针的刺法。

关于浅刺不需要留针的疾病，《灵枢》亦有专门论述。《灵枢》曰："刺诸热者，如以手探汤。"这是说明治疗热性病，要浅刺速捻而急出针，形容好像用手试探热汤，不能向下深探而迅速退出针身。又曰："婴儿者，其肉脆而血少、气弱。刺此者，以毫针浅刺而疾发针，日再可也"。这是说，针刺小儿，不宜久留，故用毫针浅刺而疾捻速出针。

从《灵枢》的刺法来看，留针与不留针，皆是根据病证及患者的体质强弱，而分别或留或不留的刺法，都适合于临床之应用。

关于留针问题，各家有不同的经验与手法。主张留针者，以《灵枢》指出"静以久留"原则。按配合经穴针入后，使患者固定姿势，留针待气，补泻完毕后始出针，且在留针期间，要频频施捻手法以催气，气补泻中机而出针。不能只管久留而忽视了针下辨气及施用补泻手法。应当认识到留针是补法或泻法的继续和辅助方法之一。因此留针时间的长与短，除上述原则外，在入针后，又当从针刺后"得气"上去入手。假如不观察针下"得气"的情况，机械地规定了留针几十分钟的时间，是难以适合病情需要的，一般来说，补法留针的时间较短，泻法留针的时间较长些。

总之，留针与不留针，留针时间的长与短，要按照医疗实践，根据病情与患者的现状，随机变通而定。既有一定的原则依据，又不可拘泥于必须留针或概不留针的刻板规定。

第五节　关于特定穴的手法知要

交会穴最早见于《灵枢·寒热病》中称"关元"为三结交。全面记载交会穴的，以《针灸甲乙经》为最早。记载交会穴数目最多的为《循经考穴编》，有 101 穴。现代计 110 穴。

交会穴是数条经脉之气的汇集点，它不仅具有所属经脉的基本性质，同时也具有与其相联系经脉的特点，因此，不仅可治所属经病变，而且可治联系经病变，交会穴联系的经脉越多，其功能作用也就越显著，交会穴治病范围既广泛又有较高的疗效。同时选用交会穴治病既可精简穴位，又便于在穴位上施以多种必要的手法。

应用交会穴治疗疾病时，首选要以中医理论为基础，以经络学说为根据，配合脏腑学说，熟悉交会穴的分布与所联系的经脉，以及交会穴的特殊性能。其次，掌握好交会穴的配伍，一般有上下配穴，如致使阴阳平衡时取百会配三阴交；表里经配穴；子母穴配穴；异经交会配穴，如痛经关元配三阴交；经验配穴等数种。再次，要重视手法的得当、得气的强弱、传导的方向。手法当补中有泻，泻中求补，得气要强，传导方向要直指病所。

临床生殖、泌尿、内分泌等方面的疾患，尤其是妇科疾患，取三阴交、关元、中极为主治穴效果是非常满意的。《玉龙赋》指出："……关元多灸，肾败堪攻……赤带白带，求中极之异同"；因三阴交为足三阴经之交会穴，治脾、肝、肾三经疾患。中极是任脉与足三阴经的交会穴。任脉主一身阴血，三阴经联系生殖、泌尿、内分泌功能，故取此两穴来治此类型疾患收效甚好。

运用交会穴降温，效果也是满意的，常用百会和大椎两穴来进行治疗，效果良好。具体手法：百会补中求泻，大椎泻中求补。因两穴都是六阳经与督脉之会，督脉统帅一身阳气，六阳经又主实、主表、主热，故用此两穴降温，收效可观。

运用交会穴治疗疾患的效果是明显的。但在临床应用中，在选穴上要优选，特别在针刺手法上，要根据病情的寒热、虚、实，结合所取穴位的穴性。顺其补泻大法而施之，但也有逆其常意而施法者，无非是对"真寒假热"

"真热假寒""本虚标实""标虚本实"之证的对应手法而已。但也当临证变通，方可确切。

交会穴，大致可分为三大类：其一为阴经交会穴，其二为阳经交会穴，其三为阴阳经交会穴。阴经交会穴在治疗阴证范畴的疾患时，原则上运用补的手法；在治疗阳证范畴的疾患时，原则上适用泻的手法。阳经交会穴，则与之相反。阴阳经交会穴，则采用补中寓泻，泻中寓补，或平补平泻手法。但在临证使用时，仍然要具体问题具体对待，即既有一般的规律性的问题，又有个别特殊性的问题，千万不可拘泥一着而行之。

此外，笔者认为，如脏、腑、气、血、筋、脉、骨、髓八个聚会的"八脉交会穴"（章门、中脘、膻中、膈俞、阳陵泉、太渊、大杼、悬钟），在施治运用时，其手法亦仍以虚补、实泻或补泻兼而施之。八脉交会之四对八穴（内关—公孙，外关—足临泣，列缺—照海，后溪—申脉），其一上一下分布周身，临证选用，其手法无严格从属。但其方式，不外上补下泻或下补上泻，或兼而有之。同时又当结合奇经八脉的状况灵活施法。

六腑相合于下肢阳经的六个下合穴（小肠—下巨虚，三焦—委阳，大肠—上巨虚，膀胱—委中，胆—阳陵泉，胃—足三里）。临证时，宜运用补中寓泻、泻中寓补的手法。

处于联合表里经纽带上的十五个络穴，在临证选用时，最好用补泻兼施手法。

第九章　针刺手法临床应用

　　针刺手法是针灸临床上治愈疾患、提高疗效的关键。笔者在近四十年的临床实践中，体会尤深，今把一些典型病例附书于此。

一、半身不遂

　　半身不遂，即中风后遗症，属现代医学脑血管意外范畴。何谓中风：王安道氏在《医经溯洄集》中曰："人有卒暴僵仆，或偏枯，或四肢不举。或死，或不死者，世以中风呼之，而方书中亦以中风治之。"汉代张仲景在《金匮要略》一书中对中风详分为中络、中经、中腑、中脏四种类型，唐代《千金方》引岐伯所云，中风大法有四，一曰偏枯，二曰风痱，三曰风懿，四曰风痹，进而解说其症状。形成本病的原因有外风、内风、火盛、气虚、湿痰等。临床辨证分为中经中络、中腑中脏两大型。中腑中脏又有闭证、脱证之分。脱证当中又要分清风盛、火旺、气虚、湿痰等类型。

　　半身不遂可由中经、中络引起，亦有由脱证急救后出现者，二者有轻、重程度之不同。

结合本证上盛下虚、本虚标实、患侧虚健侧实的特点，治疗证当以祛风散邪、镇肝息风、开窍滋阴、益其不足、损其有余而攻补兼施。中络、中经者，当以祛风散邪、开窍通络调和气血为主，手法以补中寓泻、泻中寓补、平补平泻为主。中腑、中脏者，闭证以重泻十四经远端穴，兼以开窍通络为主。脱证则着重补脐下任脉穴，以固元气，再兼取有关息风潜阳备穴。在处方配穴上，要从全局着眼，注重调整全身功能，把中枢作用穴与肢体穴的健侧穴与患侧穴、近端穴与远端穴、伸侧穴与屈侧穴，以手法的单向或双向传导感有机地结合起来，使各个穴位的治疗作用联合发挥出来。

醒脑开窍穴：取百会、四神聪、大椎、合谷、十宣、涌泉等。

平肝息风穴：取风府、风池、合谷、太冲、行间等。

育阴健肾穴：取腰阳关、肾俞、太溪等穴。

壮阳扶元穴：取百会、气海、关元、中极、心俞、脾俞、足三里。

通调气机穴：取膻中、内关、太渊、丰隆等穴。

活血通络穴：取膈俞、血海、环跳、阳陵泉、风市、昆仑、三阴交、曲池、外关等。

病例一：吴某某，男，73 岁，太原x厂工人。1974 年4 月初诊。

患者于 1 月前开始左半身麻木无力，手不能握物，于治疗前半个月，突然发生左半身不遂，口眼㖞斜，除平卧床上患侧下肢微能抬起外（指高离床面一寸），上肢完全失去活动力，前臂向内弯曲，五指内握，患者头昏耳鸣，脚跟上提，脚尖向下，说话自觉口角漏气。

诊断：右脉弦硬有力，左脉沉细无力，舌苔白厚微燥，左前臂较右侧细 0.5 厘米。

治疗：百会、颊车、曲池、合谷、环跳、足三里、血海、手三里、肩髃。针治 7 次后患者已能扶杖自行，每次可走约 1500 米，手也能自己取物，但活动行走仍不便，又如法治疗 10 次而痊愈。三月后，患者已恢复正常生活。

病例二：张某某，女，64 岁。1990 年 5 月初诊。半年前，身患半身不遂，经多方治疗无效而经人介绍来诊。

患者自述，四年前，开始半身出现凉感，起初用加衣加温之法，无效。遇一江湖医者，告其用红花汤送服牛黄，美其名曰以凉治凉，服后，反而半身麻木不仁，再寻此医者，已杳无其迹了，不久则导致半身不遂，且右半身无任何活动能力。

治疗：首针患侧，重泻十四经远端穴，一次甚效。次针健侧穴，并选用了上泻下补的针法。如此患、健两侧交替针治，6 次之后，患者已能自己行动。后又运用补本泻标的整体手法，又针治 6 次而告痊愈。

病例三：牛某某，男，67 岁。1998 年初诊。

患者半身麻木已有数年之久，治疗总无效果。三个月前，忽然卒仆，上气喘急，身如角张，两目直视，后急送××厂医院，抢救脱险后，半身已瘫如泥。当时笔者正在该厂给别人诊病，患者来求医治，经诊断，确认为中腑中脏的脱证，病的特征为上盛下虚、本虚标实，于是先重补脐下之气海、关元，并较长时间地配补足三里而轻泻百会。经6次治疗则虚象已除，而再重针则平补平泻有关息风潜阳诸穴，而告痊愈。十年后见过一次患者，虽已年近八旬，仍体健如常。

病例四：陈某某，女，49 岁，工人。1977 年初诊。

右侧半身不遂、失语，并出现意识障碍达 50 分钟，急请笔者前往针治。患者于 1 小时前，送其女儿上学归来途中，突自觉右半身麻木，相继半身不遂。欲卒仆，经人扶持而未倒地。同时出现左侧头痛，呕吐 1 次，有高血压病病史。经检查，患者意识不清，运动性失语。右半身已基本失去活动能力。余急泻诸醒脑开窍穴，而配补气海、关元、足三里，平补平泻三阴交。一刻钟后，患者意识基本清醒，但已失语，于是又急取风府、哑门而强泻，并配取金津、玉液、廉泉而补中寓泻，半小时后，失语症基本消除，此时患者本人及全家均兴奋，次日转入常规针治。经过 6 次治疗后完全恢复正常。

【按】《玉龙歌》曰："中风不语最难医。发际顶门穴要知，更向百会明补泻，即时苏醒免灾危。"由此可见，祖国医学对出血性中风的气血并逆，昏迷不醒，不语，半身不遂的认识是十分深刻、精辟的。

病例五：杨某某，女，60岁。1994年10月19日就诊。

患者5日前突然头晕发病，前额及两侧太阳穴痛甚。全身发软，后神志不清，左半身呈弛缓性瘫痪，经当地医院治之无效，故来诊治。

检查：血压170／110mmHg，口唇歪向右侧，言语不清，左上肢呈弛缓性瘫痪，冷热痛觉迟钝，伸舌偏右，舌质暗红。苔黄腻，脉滑数有力，诊断为中风半身不遂。

治疗：百会、四神聪、风府、风池，以上各穴均用泻法。肩髃、曲池、合谷、环跳、风市、阳陵泉、悬钟、太冲，以上各穴，均采用补中寓泻手法。针治月余而告痊愈，又过月余，患者已活动如常而无病。

对治疗半身不遂的临床体会：

1.年龄小，病程短，上下肢稍有自动者，治之较易。年龄虽大，但病程短，神志清楚，上下肢稍有活动者，治之亦易。

2.上下肢瘫痪如泥，手足浮肿，或上下肢拘紧，上下肢弯如弓，五指紧握，下肢强直，如及时治疗，尚能收到效果。若病程在一月以上，甚至更长时间才施行治疗者，治疗时间相对要长，有的则收效甚微，有的则完全没有疗效。

3.半身不遂合并失语，若三周内语言仍不能恢复者，则治疗时间要相对延长。有的达三四个月以上。

4. 在治疗本证时，大多数下肢恢复较快。但有时出现踝关节仍强直，此时一定要进一步耐心针治，仍然是可以恢复的。最难恢复的是五指，往往其他部位已恢复正常，但患手仍不能用，此时当针灸并施，手法则要在补法上下功夫，仍能收到满意疗效。

5. 治疗本证，开始的 15~20 次是关键，如果已认为治疗得法，但仍收不到效果，则以后很难奏效。但对久病患者，要加用全身强壮穴，如肝俞、膈俞、大椎、腰阳关、关元、气海、足三里等，对促进病情的好转有明显的效果。

6. 百会为七脉之会，阴之至也，是治疗半身不遂的要穴，历代针灸著作均有论述。根据笔者体会，该穴与健侧穴一同使用时，要针尖向后；和患侧穴同时使用时，宜针尖向前，能起到迎随补泻的作用。

7. 治疗本证，除处方配穴要重视外，手法的恰如其分是十分关键的。明显地使用补泻手法是必要的，但具体到每一患者时，更当作认真细致的辨证，治疗中要运用急则泻，缓则补的准则。就是在同一患肢上，也当辨别阳缓阴急、阴缓阳急的不同情况，针治时要补中有泻，泻中有补，或运用补中寓泻，泻中寓补的微细不同手法。总之，要把补泻手法有机地结合起来，否则会出现因阴阳偏废而形成的经脉偏急偏缓的现象。

二、痿证

痿证又称"痿躄",最早见于《素问·痿论》,有"皮毛痿""脉痿""筋痿""肉痿""骨痿"之别。本病初起多见下肢无力,渐至手足软弱,肌肉麻木不仁,皮肤干枯失泽,肌肉萎缩等。也有在高热后出现四肢萎缩不举,或产后两脚痿软失用的。

与现代医学相联系,则痿证类似现代医学中的"多发性神经炎""急性肾髓炎""进行性肌萎缩""重症肌无力""周期性麻痹""肌营养不良症""癔症性瘫痪"和表现为软瘫的中枢神经系统病变后遗症等。

致痿的原因是多方面的,《素问》有五痿之论。盖肺气热而成"皮毛痿",心气热而成"脉痿",肝气热而成"筋痿",脾气热而成"肉痿",肾气热而成"骨痿"。但其重点在于肺气热,正像《医宗金鉴》中所论:"五痿皆因肺热生。"后世医家对本病的成因多有发挥,如张景岳除认识到肺热外,还指出元气败伤、七情不畅也能成痿。究其外因而言,湿热侵袭也是成痿的重要因素之一。但是,形成本病的关键是阳明有病,因此有"阳明无病不能成"之说。

形成本病的机理大致如下:

1. 肺热熏灼:由于正气不足,外感湿热毒邪,出现高热不退或者大病之后,余热未尽,出现低热不解,肺受热蒸伤其精液,百脉失养,而成痿证。

2. 肝肾俱亏：久病体虚，肾精不足，肝血亏损，筋骨失其营养，经脉失于濡润，乃成痿证。

3. 湿热浸淫：久处湿地，或冒雨露，汗出入水，或饮食不节，湿热内生，致使胃中津液受损，影响气血运行，从而宗筋失养，而发为本证。

4. 七情所伤：由于悲伤太过，思虑太过或所求不得，心脾受损。精微不化，气血不充，筋骨失养而成痿。

5. 脾胃虚弱：受纳功能运化失常。津液气血之源不足，造成肌肉、筋失养，宗筋不润，失去束骨而利机关的作用而成痿证。

本证的辨证治疗，应循其大法，不可乱来。《素问·痿论》曰："治痿者，独取阳明，何也？岐伯曰：阳明者，五脏六腑之海，主润宗筋，宗筋主束骨而利机关也。冲脉者，经脉之海也，主渗灌溪谷，与阳明合于宗筋。阴阳总宗筋之会，会于气街。而阳明为之长，皆属于带脉，而络于督脉。故阳明虚，则宗筋纵，带脉不引，故足痿不用也。"《针灸甲乙经·热在五脏发痿第四》谈到痿证的治疗法时曰："治之，各补其荥而通其输，调其虚实，和其逆顺，则筋脉骨肉，各以其时受月，则病已矣。"《医学心悟·痿》中指出："治痿之法，不外补中、祛湿、养阴、清热而已矣。"

结合前人经验与笔者临床体会，治疗痿证的大法如下：

第一，首重阳明，从治胃入手，热盛者先泻胃之湿热、湿痰；如胃弱食少，气血津液不足，以补养脾胃为法；若久病身虚，又当用平补平泻或泻中寓补之法清热为宜。

第二，在首重阳明的同时，用局部有关五脏表经的相关穴来治疗，一般取大肠经、三焦经、胆经、胃经为主，脾经的有关穴位也当适当取而配之。

第三，要重视《黄帝内经》认为本病是由于督脉受损，带脉之气运行失常所致的论点。要选用督脉及带脉与阳明经或其他经的有关交会穴。治疗时其手法又当以疏调督脉、活血通络为主。

第四，要重视阴虚致痿的说法，选取有关滋阴穴位，并以手法得为准。

第五，在治疗时，因痿证属于燥病，如果热势尚存，宜先泻其热，以针泻为主，不可配以灸法。候热势已除，则宜补其虚，此时不仅要针补，而且还可配合艾灸。

处方

1. 曲池、外关、合谷、环跳、足三里、血海、手三里、悬钟、肩髃。

2. 肝俞、脾俞、筋缩、曲泉、足三里、阳陵泉、三阴交、阴陵泉。

3. 肩髃、曲池、阳池、环跳、秩边、丘墟、解溪、八邪。

以上三方在临床治疗中可酌情交替使用。但在本方的基础上，治疗时亦需配穴，配穴时要注意采用远近结合、上下配备、健患调理、从阴引阳、从阳引阴等方式来进行。如诸阳之会的百会、大椎，以及末梢的五输穴，都是应选用的很好配穴。

具体治疗时，其所用手法，亦当酌情做一些灵活的改动。若偏重肺热重灼者，手法则宜服务于清热润燥、养阴益胃；若偏重湿热侵袭，手法则要以强泻或针深泻的方式，清热渗湿；若偏重于肝肾亏损，治宜滋阴清热、补肝益肾，手法则要做相应的配合。

病例一： 徐某某，男，16 岁。1997 年 1 月 28 日初诊。

4 年前，患热性病后，出现左腿麻木，右腿痿软，后又独住一新建小屋，屋冷墙湿，病情日渐加重。虽四处觅方求医，但病情日渐严重。今食少，时潮热，左腿麻木，右腿痿软废用。

检查：面色㿠白，身冷无力，体消瘦，右腿下肢肌肉明显萎缩、废用，脉细数，舌质红，苔黄。

辨证治疗：患者为湿热内袭，肺胃受损，灼液伤津，筋脉失养而成痿。治宜清热润燥，养肺益胃。以处方 1 为主方，加配伏兔、殷门、申脉，其他穴位亦以针补为主并加艾灸，共计治疗 30 次而痊愈。

【按】本病系由肺热重灼而起，后又湿热浸淫，致阳明虚而宗筋纵，因而久久难愈。治疗中上肢取大肠经穴曲池、外关、阳溪、合谷。运用补中寓泻之手法清肺余热而养肺气；取用膀胱经的殷门、申脉，泻湿热于水道。患部以脾胃经穴足三里、伏兔、血海、三阴交为主，按痿证独取阳明，又与手阳明经有同经相呼应之意。

病例二： 杨某某，女，26 岁，河南人。

1998 年 7 月 5 日初诊。

1994 年 9 月，患者在田间劳动时，突然昏厥，约半小时后苏醒，醒后全身无力，两下肢酸软，其医院以寒证论治，连服热性药 6 剂，结果导致病情加重，以致不能行走。故远道来并住其胞弟处来我所就医。

检查：左腿痿软不能自立，右腿麻木抽搐，下肢发凉，面色无泽。舌红无苔，脉细弱。

辨证治疗：此证属肝肾不足，气血两亏，筋脉失养所致。治宜：滋阴调脾、补益肝肾。治疗时，处方 1、2、3 交替使用。手法以针补或补中寓泻为主。针治 10 次而好转，能立身移步，又针 10 次，步履有力，一次可走完几百米，再针 10 次而告痊愈。

【按】本病以下肢麻木，酸软痿废，不能站立为主症。属于"痿证"范围，肝主筋，肾主骨，脾主肌肉，肝肾不足，气血双亏，则筋骨经脉，失于濡养，以致成病。以足三里（胃经）、三阴交（脾经）、照海（肾经）、身柱（督脉）、阳陵泉（胆经），补肝益肾助脾；再以足三里、血海强泻活血，身柱补中寓泻理气，平补平泻环跳、阳陵泉、飞扬活血通络助行，并用针刺手法的补、艾灸的补，来补其本虚，从而除去了患者四年之久的恶患。

病例三：王某某，男，11岁。1981年6月初诊。

家长代诉：患儿于1980年6月发病，初起拉肚子三天，每天十多次。继而四肢麻木过肘膝，感觉迟钝，肌肉萎缩，四肢功能失常，乃住院治疗，诊断为"多发性神经炎"，经多方治疗，病况日渐加重，已完全痿软废用，来并后不少大医院推手不看。

检查：四肢痿软如泥，肘膝以下肤色枯萎无华。肌肉明显萎缩、脱皮、肌张无力，肱二头肌、肱三头肌反射消失，面色无华，声微气奄。脉沉缓，舌苔薄，质淡。

辨证治疗：证属经络损伤，阳气施布不畅，荣血滋养不充。治宜：滋阴补虚，健胃壮脾，活血通络。取穴治疗时，以处方1、3交替使用。第一周每日针一次，之后改为间日针治，共治疗23次而恢复正常，后成为一名优秀木工，其儿子患病又由其领来治疗。

【按】患者由于泄泻伤阴，出现阴虚火旺。脉证相参，一派虚象，但脉见沉缓，舌苔薄，质淡，知胃纳尚好，后天未败，因而进一步加强胃纳，使气血生化来源不乏，充养机体，进而依靠手法的得当活血通络、滋阴、助行，从而收到良好效果。

病例四：张某某，女，53岁。1984年1月3日来诊。

1983 年 8 月因与丈夫生气，独自奔责任田劳动，劳倦之后，席地而卧，朦胧入睡，归来顿觉膝关节疼痛，右脚也觉不畅。同年 10 月，出现右下肢麻木，由上而下，一周后大腿部亦出现麻木。继之会阴部麻木内抽，伴有胸闷、腰酸、白带多等症。11 月上旬，又增右下肢肌肉明显萎缩，发展飞快，到汾阳、太原等地大医院求治，服药后效果甚微，乃要求针治。

检查：右腿麻木，下肢尤甚，小腿肌肉明显萎缩，行动不便。脉象：左关洪大，右关沉细。舌红，苔黄。

辨证治疗：证属心脾受损，精微不化，加之湿热侵袭，肝风内动。治宜：疏肝理脾，祛湿通络，清热活血。运用处方施治。日针 1 次，并加艾灸，3 次针治后，会阴内抽搐痊愈，而麻木也同时下移到膝关节下，步履已开始稳健，针治 8 次而痊愈。

【按】患者由于忧伤太过，所求不得，心脾受损，精微不化，加之湿热浸淫而成痿。治疗时注重了理气、疏肝、调脾胃、活血、通络等法，手法采取先泻后补或补中寓泻，因而取得良好效果。

病例五：林某某，女，21 岁。1983 年 6 月 2l 日初诊。

检查：全身瘫软，卧于床上，除头略能左右活动外，身体其他部位全不能动。但其面色红润，全身肌肉松弛无力，下肢肌肉明显萎缩，舌质淡红，苔白干厚，六脉俱沉细。

诊断：痿证。

治方：处方1、2、3交替使用。并配刺百会、大椎、腰阳关、太冲、大杼、委中、次髎、内庭等穴。

间日针治。每次以其中一个处方为主，而加用有关配穴1~3个，手法以针补为主，间以补中寓泻手法。并嘱家人按摩患者肢体。每针治10次为一疗程，3个疗程后，患者已能坐床沿上，上下活动，并能下床站立少许。患者全家都很高兴，此时笔者向患者提出配合锻炼的建议，患者依法配合锻炼，其效果亦出现了飞跃。4个疗程后，患者已能出室外扶杖走百步之程，此时不仅患者家人欢欣鼓舞，就连左邻右舍的人们也都啧啧称奇。此时，患者与医者的心情都处于兴奋的状态。5个疗程后，患者已告痊愈，休息一月后，即完全恢复正常。

【按】此为痿证之重症，系由风毒、热邪侵犯肠胃，蕴积成热，耗津败液，损伤经络，气血失调，经筋失养，导致大筋软短，小筋弛长，因此，治当通经活络、益气行血。选穴、手法即由此而定。若风热之毒过盛，病邪内陷心肺，可导致清窍阻塞，出现更危重的证候。

痿证针治的临床体会如下：

1. 本病的发病季节，以夏秋之间为多。因为夏秋之间，正值长夏，此时暑热刚过，湿邪蕴盛，病者若于盛夏感受热邪，而至秋始又受湿邪侵袭，从而湿热内蕴而成痿。

2. 运用恰当的针刺手法是治疗本证的关键。一般来讲，痿证以虚为其特征，根据"虚则补之"的原则，当以补法为主。但笔者从实践中摸索到，不可以一法面对百病。因为邪之伤人而致百病，都有一个从实到虚的转化过程。在针刺时，运用补泻手法又当因人因证而异，要补泻得当，恰到好处。一般来说，早期宜泻，中期要泻中寓补、补中寓泻，后期则以补为主。

3. 俗话说："见痿莫沾边，上手丢尽脸。"可见古人就已认识到本证确为难治之证。因此，治疗本证，要早治为佳，但亦要有患者的有力配合才能收到满意效果。

4. 应掌握治疗的时机：治疗本证，究竟到什么程度即可停针，也是一个值得注意的问题。笔者从实践中体会到，在治疗当中，当痿软废用基本消除（即肌痿尚有，但已可行走活动）当即停治，嘱患者坚持功能锻炼，使其自身恢复。

三、痹证

何为"痹证"？祖国医学认为，痹者，闭也。闭有闭阻不通之意，指气血凝涩不通。经络为风、寒、湿等病邪闭阻，不通则痛；或不通则不仁之病证。轻者在表，经络受病，表现为某些肢体关节等处酸楚、疼痛。多在气候变化时加剧；重者由表入里，直至内脏受病，而成为五脏痹证，表现为疼痛酸楚显著，走注历节，痛如虎咬，重着麻木不仁，严重关节变形、肿大、僵化、筋缩肉卷，不能伸屈，丧失劳动力，甚至危害心、肾、肝、脾等。

古人对痹证的分类与提法颇多。从致病的外因和偏胜程度来分有痛痹、行痹、着痹、热痹（其中又有湿热下注痹、痰火痹等提法）。从发病季节和病变部位分为筋痹（受邪于春）、脉痹（受邪之夏）、肌痹（受邪于长夏）、皮痹（受邪于秋）、骨痹（受邪于冬）、风痹（病在阳者命曰风，病在阴者命曰痹，阴阳俱病命曰风痹）。从症候表现来分有众痹（发生于人体各部，随发随止，随留随起，并无一定之部位，其疼痛随处而发作，同时又随处而休止）、周痹（在于血脉之中，随着血脉的运行，或上或下，周遍全身）。诸痹迁延不愈，由肌肤经络向内传入脏腑，形成脏腑之痹，分为肺痹、心痹、肝痹、肾痹、肠痹、胞痹等。

现代医学中的风湿热、风湿性关节炎、结缔组织疾病（类风湿性关节炎）、纤维组织炎、神经痛、周围血管病变、坐骨神经痛、肩周炎、神经根炎、肌肉风湿痛、椎间盘突出症、肌肉劳损等，亦都属于祖国医学的痹证范围。

痹证是一种常见病、多发病，而有些痹证目前尚无更好的治疗办法。然而运用针刺治疗，只要辅以正确的手法，往往能收到意外的满意效果。

痹证，风、寒、湿三气杂合入侵，为主要致病之因，其中尤以风邪为最。具体而言，风邪胜者为行痹，寒邪胜者为痛痹，湿邪胜者为着痹。热痹则为感受风、寒、湿三邪，痹阻经脉，流注关节，阳气郁遏，从阳化热而成。又有五痹之说，其谓忧思伤气，气结于上，久而不消则伤肺。遇秋而得者为气痹；饮食不节，邪入于脾，遇仲夏而得者为之肉痹；贪杯太多，怀热大盛，或折寒于经络，或湿犯荣卫，与血相搏，邪入于心，遇夏而得，为脉痹；气怒无时，湿邪伤肝，肝失其气，因而寒热所客，久而不去，遇春而得为筋痹；嗜欲不节，伤于肾气，遇冬而得为之骨痹。

《素问》指出："邪之所凑，其气必虚。"《济生方》中又指出："皆因体虚，腠理空疏。受风寒湿气而成痹也。"由此可知，素体虚衰、腠理空疏、营卫不固为本病形成的关键。

总之，痹证致病的原因很多，大都是在内因具备的情况下，外邪乘虚而入而形成的。各类痹证的病机关键在于经脉气血闭阻不通，不通则痛。若痹证日久不愈，正气愈虚，病邪则由浅入深，内传脏腑而成五脏痹证。心痹尤为多见。

痹证一病，名称和种类繁多，为了临床辨证论治，而分有风寒湿痹和热痹，以及筋痹、脉痹、肌痹、皮痹、骨痹。此外还有众痹、周痹、风痹、脏腑之痹。

痛痹：寒邪偏胜，其性凝滞，收引。血气受寒，不通则痛。症见遍身或局部关节剧痛，宛如锥刺，部位固定。得热稍缓，遇冷则剧，局部不红，触之不热。其甚者，身寒不热，腰脚沉冷，而成冷痹，可有风寒型与风湿型之区分。

行痹：风邪偏胜，风为阳邪。其性善行数变，症见疼痛游走不定。走注四肢历节，痛无定处。时而走串上肢，时而走串下肢，此起彼伏，或一处痛则向远处放射，又兼有恶寒、发热等表证，其甚者，可发展为历节风。

着痹：湿邪偏胜，湿为阴邪，重浊黏滞，血气受湿而濡滞不通，症见肢体关节酸痛重着，肢体沉重，肿胀而痛，或肌肤麻木不仁，活动不便，懈怠无力，多见于肥盛之人，病多在下。

热痹：风、寒、湿邪化热，热为阳邪，其性属火，症见关节酸痛，局部灼热红肿，得冷则舒，痛不可触，活动不便，并伴有发热、口渴等。以上症状，若兼有恶风、烦闷不安，舌苔黄燥，脉滑数者，称为痰火痹；若兼见下肢肿痛，小溲热赤，苔黄腻，脉濡数者，称为湿热下注痹；若阴虚热盛，血不能荣，形渐消瘦，枯不能伸，称为血痹。

筋痹：受邪于春，症见筋脉挛急，骨节疼痛，屈伸不利，不能行动。

脉痹：受邪于夏，症见全身肌肉尽痛，或肌肉麻木不仁。

肌痹：受邪于长夏，症见关节疼痛。

皮痹：受邪于秋，症见皮肤寒冷。

骨痹：受邪于冬，症见肢体沉重，不能抬举，骨髓酸痛，寒冷至骨。

众痹：发生于人体各部，随发随止，随留随起，并无一定之部位，其发生于右侧者会引动到左侧，其发生在左侧的也能影响到右侧，但不能周遍全身。其疼痛随处而发作，同时亦随处而休止。

周痹：病邪处于血脉之中，随着血脉的运行，或上或下，或左或右，周遍全身。不同于众痹之左右移易，而是在周身各处皆发生疼痛之情形。

风痹：有人认为此即"行痹"，不妥也。风痹为阴阳俱病之证。阳证为周痹之状，阴证为脏腑之痹的初发情形。

若诸痹治之不当，迁延不愈，而由肌肤经络内入脏腑，形成脏腑之痹。今分述之。

心痹：血脉不通，心烦，心下鼓气。卒然逆喘不通，嗌干善噫。

肝痹：嗜卧易惊，饮食多，小便频数。

脾痹：能食而不能充实肢体，四肢缓而不收，肌肉麻木或酸痛无力。

肺痹：皮肤麻木不仁，气奔喘满，肤冷而不仁。

肾痹：骨重不可举，不遂而痛，喜胀，骨痛，身重。

肠痹：数饮而出不多，中气喘急，时发飧泄。

胞痹：膀胱按之内痛，若饮以汤，涩于小便，上为清涕。

治疗痹证，应从整体和局部两方面治疗入手，亦即标本兼治之意。整体治疗，又当从祛邪与扶正两个方面着手。局部治疗，则当临证而施。痹者，闭也，闭寒不通之意，各类痹证的病机关键在于经脉气血闭阻不通，不通则痛，因此治疗各类痹证，虽治疗时其法有异，但始终不能离开"通"字，以上为痹证的治疗总法。关于各类痹证的治疗大法，今分述如下。

痛痹：治则重在祛寒邪，通凝滞，少针多灸，或针灸并施，深刺久留。手法当补中寓泻，或热泻而寓补。取穴则以局部为主而少配几个远端穴。

行痹：治则重在祛风活血，治风先治血，血行风自灭。取穴当近取远配。手法则轻泻而控制传导。

着痹：治则重在除湿活络，针灸并施，用温针热补之法，取穴宜远近相关配合再结合传导手法，使其治疗整体化而为佳。

热痹：治则重在清热祛邪，手法以凉泻为宜，亦可局部放血。取穴以局部并配合附近经穴为宜。

筋痹：治则以分肉入针，以针刺筋上为最佳。不可入骨。配以热泻手法，以筋舒、筋热而可止。

肌痹：治则要针刺大、小分肉间，要多针深刺而得法，但不可伤筋动骨。施以热补手法，诸分肉间尽热之时，即可停针。

骨痹：治则深刺而不可伤脉肉，配以轻泻手法，当气至而针下发热，方可止针。

皮痹：治则浅刺或用梅花针叩刺。若症见皮肤寒冷者，宜少针而多灸。

脉痹：治则当用热熨的方式，使脉气疏通为宜，亦可用热补手法以针刺。

众痹：治则选患处针刺泻之，若痛已止，还当再针治数次。

周痹：若疼痛从上而下者，治则先刺其下以过之。后刺其上以脱之；若疼痛为从下而上者，治则可先刺其上而过之，后刺其下以脱之，并配以定向传导手法。

风痹：治则表里同治，内外兼施，深浅并用，手法则时而补中有泻，时而泻中有补为宜。

脏腑之痹：治疗时当先确定病邪所在经络。然后循经取穴，一般是脏痹取输穴而针补，腑痹取合穴而针泻。但临证不可拘泥一格，又当灵活施法。

治疗痹证，在取穴配穴上，当根据不同的痹证而有其差异。但总体来看，不外局部取穴、循经取穴，或辨证取穴等方式。

局部取穴：无论何种痹证，根据病变所在的部位，以及病患所在的经络循行部位，选取有关穴位。必要时往往要配取相应的穴位。

　　循经取穴：根据病变在何经何络，可选取四肢末端的同经穴，或表、里经穴，针之，其效甚佳。

　　辨证取穴：根据患祛邪、扶正两个大的方面来选穴配穴。临证时又当根据患者是何种痹证，而有效地筛选有关穴位。

　　局部与循经取穴配穴：

　　颞颌关节：下关、听宫、翳风，配取合谷、列缺。

　　脊椎关节：可取相应夹脊穴及阿是穴，配取殷门、血海、足三里。

　　肩关节：肩髃、肩髎、肩内陵、肩贞、阿是穴，配取天宗、中渚、阳陵泉、曲池、尺泽、足三里、条口、承山、委中、养老、外关。

　　肘关节：曲池、天井，可配取合谷、外关。

　　腕、指掌、指关节：悬钟、阳池、上八邪（即大都、中都、下都、上都）、五虎（手掌面拇指第一节中央外侧五分，从掌指横改起，每上二分一穴，计有五穴）、外关、阿是穴，配取手三里、大陵、合谷、中渚。

　　腰关节：腰阳关、十七椎下、白环俞、关元俞、八髎、命门、肾俞，配取委中、水沟、昆仑。

　　骶关节：小肠俞、膀胱俞、阿是穴，配取昆仑、飞扬。

　　髋关节：环跳、阿是穴，配取阳陵泉、风市、委中、悬钟、承山、丝竹空、肾俞、足三里、三阴交、居髎、太冲。

膝关节：鹤顶、膝下、膝眼、曲泉、阿是穴，配取梁丘、阴陵泉、阳陵泉、阳关、足三里。

踝关节：解溪、丘墟、照海、昆仑、阿是穴，配取冲阳、交信、太冲、足三里。

跖趾关节：上八风（足背趾骨之间，当八风之上）、束骨、阿是穴，配取太溪、昆仑、阳辅、商丘、足三里。

上述各穴，可临证选用，亦可交叉使用，或根据辨证之虚实而佐以恰当手法而用。

辨证取穴：

行痹：以移风为主，辅以活血养血，其意在治风先治血，血行风自灭，可选取风池、风门，此两穴为祛风主穴，配以手法的轻扬泻；再取膈俞、血海，膈俞穴为血会，而血海穴又可活血养血，手法宜补中寓泻。

痛痹：取肾俞、关元两穴，因命门火为人身阳气的泉源，若阳气宣发，则阴凝自散，寒气自消。取此两穴补肾壮火，收效显著。

着痹：因脾恶湿喜燥，如若脾被湿困，则又生内湿，故健脾为治湿之本。而治湿为治疗着痹之关键，故取足三里、阴陵泉、三阴交、脾俞四穴，它们配合协调，佐以恰当之热补轻泻手法，可达健脾利湿之功能，脾健则湿自消矣。

热痹：因热痹的病因，同样是感受风、寒、湿三气，痹阻经脉，流注关节，阳气郁遏，从阳化热而成。故热为标，风、寒、湿为本。因此，在治疗时，取血海、足三里以养血活血、扶正气、调气血，壮筋骨；取大椎、曲池、合谷、太冲用泻的手法泻其热，达清热邪、调气血，和阴阳之功效。再取三阴交、复溜取滋阴养液、补虚清热之作用而奏效。

此外，在治疗当中，若临证偏虚，又当加强扶正补虚的要穴以治本。如取振奋诸阳的大椎穴，全身强壮要穴足三里、关元、气海，同时可取骨会大杼、筋会阳陵泉、髓会悬钟。三穴配用，可奏强健筋骨、扶阳祛邪之功效。

本证为常见病、多发病，笔者所治病例数已达千人，而未见一例无效，今介绍几例典型者如下。

病例一：邢某某，男，40 岁。1995 年 6 月 4 日初诊。

关节肿大，疼痛变形，肢体活动不利，已半年有余。半年前一日，患者突然高热，体温达 40℃以上，经治疗虽然热退，继而出现两膝关节红肿疼痛，行走不便，且日渐加重，出现关节肿大变形，经西医确诊为类风湿性关节炎。服西药与中药均无效。

检查：膝、踝关节肿大变形，活动受限，舌苔白腻，脉滑数，化验血沉为 118mm/h。抗链 "O" 1：200 单位。类风湿因子阳性。

辨证：热痹渐转骨痹（类风湿关节炎）。

治疗：补肾祛寒，养血和营，散风活络，祛邪蠲痹。

配取足三里、阳陵泉、血海、肾俞、肝俞。手法以补中寓泻，泻中寓补。治疗 15 次而愈。近期随访已完全恢复正常。

病例二：张某某，女，26 岁。1980 年 8 月 26 日急诊。

半个月前上夜班时，感到整个右腿酸沉，大腿外侧关节以下困沉且发痛，近 3 天来病情加重，已出现右腿不能行走和站立，并出现阵发性烧灼痛。经治疗，痛仍不缓解。后来我处针治。

诊断：知患者于两月前小产，时值盛暑，因夜间车间通风，而衣着单薄，导致阵发性右腿外侧抽筋痛。经查体，患者双下肢对称，右腿大转子和尾骶骨连线之间，腓骨小头前缘压痛点明显，而且稍一压迫，即出现触电样的麻痛，诊断为坐骨神经痛。

辨证：妇人小产耗伤气血，正值身体亏损之际，又感受夜露风邪，而成寒痛痹证。

治疗：益气养血，散寒止痛。

取环跳、风市、承扶、足三里、血海、昆仑。除足三里、血海用补法外，其余均用泻法，并注意传导感的控制。

如法三诊后基本痊愈，又加艾灸针治 3 次而完全恢复正常。

病例三：经人介绍于 1984 年 9 月 12 日来我所针治。

治疗：以除风镇痛、疏通经络为大法。因本证为着痹证，取穴用后溪、申脉，用强泻法，并使针感尽量向头部传导，同时配以局部之攒竹、鱼腰，以轻泻手法，3 次而疼痛止，6 次而根除，至今未出现异常。

病例四：李某某，男，52 岁。1985 年 2 月 21 日就诊。

右肩关节疼痛已 3 月有余，经多方治疗，未能取效，经友人推荐前来针治。

3 月前，在一次剧烈运动之后，因受风、寒外邪，当即出现左胳膊不适。回家休息后，次日继而出现左肩关节疼痛，并向左上肢末梢放散，而且整个左臂发酸软，手稍发麻。左臂不能高举持物无力，若遇阴天下雨，气候变化之时，则疼痛加剧。

诊断：肩周炎。

治疗：在治疗时，以疏风祛湿、活络止痛为大法。结合病位，选取手太阳小肠经与手阳明大肠经的穴位为主，取右肩贞、肩髎、曲池、臂臑。手法以泻中寓补为主，并注意肩贞穴之针感传向肘部，又曲池之针感要直达病所。并于肩贞穴、肩髎配以艾灸。

经针治，5 次而痛止，9 次而完全正常，随访之后，一切恢复如常。

注：肩周炎即肩关节周围炎，祖国医学叫露肩风，日本人叫"五十肩"。即五十岁左右的人易患此症，且治之

亦难，然而运用针灸治疗，特别手法正确时，则会收到十分满意的效果。

对痹证治疗中的几点体会：

1. 痹证为多发病、常见病，针灸疗法是当前治疗本病最佳方法之一。

2. 反复发作，是本证的特点之一。但不论其如何反复，只要运用正确的针灸治疗方法，来治疗本证，总会收到满意效果。

3. 对于全身四肢双侧皆有痹证症状的患者，在治疗时要集中针灸治疗其一侧，亦可双侧交叉治疗，方能收到满意效果。

4. 对于初患本证的一些患者，偶尔会出现针治之后疼痛反而加剧的情形，此并非不祥之情况出现，而是由阴转阳的情形，再治则效果明显。

5. 对于本证初治而效果不明显者，可先停针 7~10 天之后，再给予针治，则其效果反佳。

6. 温灸法是我国古老的治疗方法之一，早在唐代《千金方》中就指出："针而不灸，灸而不针，皆非良医也。"在《医学入门》中亦提出："药之不及，针之不到，必须灸之。"因此，在对证适宜的情形下，不论寒、热、虚、实各型患者，均可使用灸法。如大面积的肌肉疼痛型痛痹，且皮肤表面温度又低者，用隔盐灸法，疗效甚佳。

7. 关于针法、手法问题，是治疗本证中提高疗效的关键问题。一般而论，"气至则有效"，但在运用针法手法时，又当心中有数，有的放矢，如风气盛者，当先泻而后补，起初要泻多补少，进而转化为泻中寓补，然后再泻少而补多。进而又转入补中寓泻，最后达到只补不泻的境界。对于湿气甚者，运用手法时，又当区分偏寒、偏热的情况。一般来讲，湿热偏盛者，手法上泻多而补少，或泻中寓补，亦可只泻不补。而对寒湿甚者，运用手法时，当补多泻少，或补中寓泻，或只补不泻，亦可用"烧山火"手法来配合治疗。对于寒气盛者，可先泻后补，进而转化为泻中寓补，直到只补不泻，而在转化过程中，平补平泻亦是较好的针法。

四、癫痫证

痫证是一种突然发作，暂时失去自我控制的发作性的神志异常型病症。其特征为发作突然昏倒、口吐白沫，两目上视，面色苍白，牙关紧闭，四肢抽搐，或大小便失禁，或发出猪、羊、犬的叫声，醒后除感觉头痛、疲乏外，一如正常人。往往不定时，或基本定时，反复发作。

本证在临床上分为"阴痫"（其中又分为五脏痫五种）和"阳痫"（其中又分为六腑痫六种）。按病因来分，可分为"惊痫""风痫""食痫""肺痫"几种，按归经又可分为"马痫"（病发生于心经）、"羊痫"（病发生于脾经）、"鸡痫"（病发生于胃经）、"猪痫"（病发生于肾经）、"牛痫"（病发生于肺经）。此外尚有不少种类，乃至一百二十种痫。

本证俗名"羊痫风""羊角风""羊羔风"。

祖国医学对本病的认识较早，《素问·奇病论》中所指之胎病即是指本证而言。之后，各医家均有论述：如《诸病源候论·五癫病候》中之癫实之痫也，它论述了"阳癫""阴癫""风癫""温癫""马癫"的病候、病因与症状；《千金方》中对"阳痫""阴痫""五痫""食痫""小儿之痫"的证治均有论述。《济生方·癫痫门》又提出了马、羊、鸡、猪、牛五痫应乎心、脾、胃、肾、肺之说。同时又指出本证致病的原因为"……食顷惊动，脏气不平，郁而生涎，闭塞诸经，故有是证。"《证治汇补》中亦指出本证有阴阳之分，有痰、热、惊三型之别，不必分为上述五等。

在病因上，《黄帝内经》中仅指出，子在母腹中，因母受惊而发；《证治要诀》认为是痰涎壅塞所致；《丹溪心法》中认为是痰与热所致；而刘河间则认为是热胜风而所致；《三因极一病证方论》中认为本证的病因是风、寒、暑、湿为外因，而惊、恐、震、惧为内因，饮食饥饱为不内外因，而《景岳全书》则不同意三因并列之说，认为是惊恐相兼而致，具体而言为气之所逆、痰之所滞，壅闭经络，格杀心窍所致；《活幼心书》则认为是痰入心包所致。

在《张氏医通》中提出，痫证往往生于郁闷之人，多缘病后本虚，不能制火，火气上乘，痰壅脏腑，经络闭遏。《古今医鉴》认为系七情气结、六邪所干、痰迷心窍所致，《儒门事亲》则认为是肝经有实火而致，《寿世保元》则认为是恐伤肾、惊伤心、肝虚生风、脾虚生痰所致，《医宗金鉴》以为是由痰、火、气、惊之因而成。

总之，痫证的形成，究因之别虽有七情、六郁、先天不足、食积等所致，而尤以痰、火、惊、气为最甚。凡此种种因素，皆造成肝、肾、脾、胃之气机紊乱。同时亦涉及脑、髓、骨、脉等奇恒之腑。

痫证的辨证，从阳痫、阴痫分而论之，则可也。

阳痫，此为痫证偏于热的一种类型。证见平素急躁易怒，胸闷心烦，口苦咽干，两目红赤，大便秘结，并有失眠和吐痰不爽之征兆。发作时，身先热，此型的患者一般都比较壮实。发作急骤，猝倒啼叫、抽搐吐涎、牙关紧闭，两目上视，脉浮洪弦数。阳痫病在六腑，外在肌肤。

阴痫：此为本证偏于虚寒的一种类型。症见平素神疲乏力，腰酸腿软，记忆力减退，头晕频作，食欲不振，大便溏薄，面容不华。发作时身先冷，此型患者一般都比较薄弱，反复发作，无惊掣啼叫而发病，发病时，面色苍白，呆滞无知，不动不语，脉沉弦细数而濡弱。阴痫病在五脏，内在骨髓。

本证针治时，按阳痫、阴痫分别取穴论治。今分述如下。

阳痫治疗原则：豁痰开窍、平肝息风、清心、泻热、醒脑。取穴：以丰隆、百会、鸠尾、神门、间使、筋缩、腰奇、合谷、太冲、大椎为主穴。以头维、脾俞、肝俞、劳宫、水沟、心俞、中脘、风府、风池等为配用穴。手法：各穴以泻法为主，结合临床实践，可以运用泻中寓补手法、平补平泻手法。方义：泻丰隆以调理脾胃，从而促进运化，豁其痰浊，以除生火痰之根源；再泻头维以清阳明痰热，脾俞穴补中寓泻，以健脾化痰，再泻中脘，以达宽中而下痰之效；与丰隆配合而效果显著；为了更进一步保证疗效，再泻风池、风府、神门、间使，从而疏通心经及心包经之气，以开窍醒脑；若再加泻水沟、劳宫，则更奏效于醒脑开窍。此外，取筋缩以缓解抽搐，取合谷、太冲以开四关，鸠尾、腰奇等穴又为治痫要穴，上穴合而共为之，效果奇特，痫证可去矣。

阴痫治疗的原则：发作时，先宜标治，以醒神、豁痰、宣窍、息风为主，标治之后，又当治本，要补肾健脾，益气养精，化痰利湿。阴痫标治法：发作时取间使、神门、丰隆、腰奇、太冲、水沟为主穴；取风府、后溪、少商、阳陵泉为配穴。手法：以泻为主，采用泻中寓补之手法更佳。方义：取水沟、少商以苏厥醒脑；取间使以调心气而醒神；神门清心热而调气逆而醒神；风府去风而泄气火，利机关，醒神；丰隆和胃气，化痰湿，醒神；太冲清肝火，息肝风；阳陵泉运中焦而化湿滞。再配以治痫要穴腰奇，则痫疾去矣。

注：在具体治疗时，可先刺水沟、少商，有效则停；无效加刺间使、神门；不效再加刺风府、丰隆、太冲；最后刺阳陵泉、腰奇，而且各穴均用泻法，特别在刺腰奇时，要针尖向上，且要强泻并间歇行针。不管哪个阶段，收效后，不再加刺后边的穴位，而转入下一疗程。

本治法发作过后，可取百会、心俞、脾俞、胃俞、丰隆、腰奇、足三里、三阴交、内关、中脘、巨阙。方义：百会为长期治疗本证的要穴，它有息肝风、潜肝阳、清神志、苏厥逆之功效，心俞养心安营，脾俞健脾而利湿，胃俞补中益气，再取丰隆豁痰，腰奇治痫。补以足三里扶土培元，三阴交补肾理肝，中脘化湿滞，巨阙去痰凝，内关清包络。各穴相机配合，从而治愈本证。手法：基本各穴均用平补平泻手法，足三里运用补的手法，对百会、心俞、中脘，最好针后加灸。

小儿惊痫当另立法论治。取穴：可急取手足十宣、水沟、印堂、大椎、后溪、内关、丰隆、地仓、颊车、四缝、足三里、中脘、水分、天枢、合谷。方义：十宣、人中泻火热，开窍醒神。印堂疏阳经邪火；大椎宣阳退热；后溪止抽搐；内关强心和血；丰隆豁痰；地仓、颊车开牙关紧闭；风府解热散风；四缝消食积而扶正；足三里、中脘、水分、天枢可调解肠胃机能，消胀除积；合谷清肠中热而祛风。

典型病例：

病例一：林某某，女，4 岁。1988 年 5 月 13 日诊。

家长代诉：一月前，患儿突发高热，达到 41.5℃，当时呼吸急促，哭而无泪，四肢冰冷，旋即抽搐大作，两目上视，口呕白沫，手足作交叉形。急往省城×专科医院治疗，热退后，抽搐不止，日发数十次，经该院大夫针治多日，未见任何效果，于 1988 年 5 月 13 日来我所求治。

检查：患儿病况如诉，每日发抽搐大小仍达数十次，而且患儿肢消瘦，入院后体重降低 3.5 千克，外观已处于奄奄一息之地步。且又时发高热，体温总在 40℃左右。

治疗：急取十宣、水沟点刺，四缝点刺出血，继而又配取内关、后溪、中脘、大椎、三阴交、涌泉、足三里、风府，不留针，而间替针治，手法均用轻泻寓补之法，一次热退，而抽搐减为日发数次。

次日如法施治，采取减穴增加施术时间，加强手法以泻中寓补，且注足三里之补，四缝穴之巧妙施术，患儿饮食猛增，一天只抽搐 1~2 次，已经有了哭声和笑容。

治疗 4 次后，已告痊愈，患儿回去二十天后曾随访一次，见患儿已在院中自如戏耍，而完全恢复正常了。

病例二：杨某某，男，29 岁。

1988 年 6 月 3 日诊。患痫证已六年有余。20~30 天大发作一次。每发作前总有头昏的征兆，发作时抽搐而意识丧失，两眼上翻，口吐白沫。5~6 分钟后自行停止苏醒。

发作后，头痛、嗜睡。

诊断：阴痫。

治疗：取穴大椎、百会、丰隆、腰奇、涌泉、间使、神门、太冲，施用阴痫治法，每次留针 40 分钟，并于大椎、腰奇穴处，针后加火罐。共计治疗 15 次而痊愈。观察 14 个月未再发作，并已恢复开拖拉机工作，至今一切正常。

对癫痫治疗的几点体会：

笔者针治本证已达近百例，大部分均收到较满意的效果，有个别小儿抽搐每日达数次者，一次而治愈者也有数例。总之，本证运用针治确实可收到较好的疗效。今谈几点体会如下：

1. 本证有人主张以药治为主，针治为辅，笔者从大量的临床实践中体会到，本证当以针治为主，药治为辅，亦可只针不药。

2. 由于卫气昼行于阳夜行于阴，故在针治本证时，昼发者应加刺申脉，夜发者应加刺照海。由于本方法笔者仅在几例患者中取得成效，因此未定论。发表于此，以资引起同道注意。

3. 治疗中存在无效病例。

4. 小儿痫证针刺疗效显著，且年龄小而病程短者，更为如此。

5. 手法的恰如其分，实为治疗本证的一大关键。

6. 本证针治 2~3 次即会出现效果，不然则基本属于无效病例。

7. 患者方面的有效配合，可以提高疗效。

五、小儿遗尿症（儿童遗尿）

小儿遗尿症（儿童遗尿）称为尿床，本症为儿童时期的一种常见的疾病，成人亦间或有之。本症病期较长，数月至数年，乃至数十年的均有，不仅影响儿童的精神和健康，甚至会导致病儿的智力迟钝。同时亦使患儿家庭和托儿所、幼儿园、学校等工作人员感到很大的烦扰。

本病的发病机制，祖国医学认为，除有特殊情形外，多由肝、肾两经虚弱中气不足所致。《素问玄机原病式》云："遗尿不禁者为冷。"《素问》云："膀胱不利为癃，不约为遗尿。"小便者，津液之余也。肾主水，膀胱为津液之府，肾与膀胱俱虚，而冷气乘之，故不能拘制，其水出而不禁，而导致遗尿，而睡里自出者，即为遗尿。总之，此为肾与膀胱、小肠三经俱虚而夹冷所致。而《黄帝内经》又推及肺、肝、督脉者。因肺主气，能下降生水而输于膀胱，肺虚则不能为气化，而肝、督两经之脉，并循阴器。病则荣卫不至，气血失常，不能约束水道之窍，故此遗尿不止。《外台秘要》云："夫有人于眠睡不觉尿出者，是其禀质阴气偏盛，阳气偏虚，则膀胱肾气俱冷，不能温制于水，则小便多或不禁而遗尿。"

现代医学认为，本证多因体质衰弱，营养不良；或素患神经病、癫痫、泌尿系感染、肠寄生虫病，或排尿机能的异常兴奋，膀胱括约肌松弛，或睡前饮水过多造成。

在对本证针治时，其所循原则为："虚则补之，寒则暖之，循经取穴，针灸并施。"其大法为，先补肝胆，次补脾阳，再补元阳，辅之补脑醒头、补肾、治水、化气。

具体而言，先取足厥阴肝经的大敦穴（此穴属木，木能生火，施以补法，并针而灸之）和太冲穴（此穴为肝经的原穴，其可补肝之元阳）补肝阳；次补脾阳，脾属土，以土治水，脾血可调和气血，故次取三阴交穴（此穴属足太阴脾经的四阳穴之一）和足三里穴（此穴为四大补穴之一，且属于脾合之胃经穴）；再取关元穴（此穴属任脉，下通肾，又为小肠经之募穴）针之以补元阳。以上诸穴，若针而灸之，又可温补祛冷；再灸百会穴（此穴属督脉，又为诸阳经之会穴）可补脑醒头；进而取太溪穴（此穴为肾经土穴，可以土治水）以补肾；取中极穴（此穴为膀胱经募穴）灸而暖之以化气。此外，再辅以神门、水道、三焦俞、肾俞、脾俞、气海、阳陵泉而完成整个治疗。

具体治疗取穴时，可以把大敦、三阴交、关元、百会分为一组，再适当配取一些辅助穴，把太冲、太溪、足三里、中极分为另一组，亦适当配一些辅助穴。

针治的时机是，每日临睡前针治1次，不留针或只留针，但手法必须以补为主体，而且每个穴位上都要施术完毕。针后各穴又要用艾条灸（百会只灸不针）十分钟左右，12 次为一疗程，一个疗程仍不愈者，可再经调整后再针治一个疗程。

典型病例：

病例一：常某某，男，11 岁。

每晚遗尿 4~5 次，已有 5 年病史，夜间不易叫醒，一般尿床后，也无自我感觉，从未治疗过，家里有哥哥一人，亦有尿床情形，但不严重。发育营养中等，精神活泼，无重要阳性体征发现。尿常规检查：阴性。

治疗经过：一次针治后，当晚即未遗尿，且能叫醒，以后每晚遗尿的次数由原来的 4~5 次，减少为 2~3 次。后每晚叫醒 2 次，一叫即醒。治疗时，取用了第一组穴位，针治 5 次后，每晚只叫醒 1 次，又经 5 次针治后，已不尿床。患儿也能自己起来，排尿 1~2 次。又针治 5 次后，乃告痊愈。随访至今，均未见异常情形。

病例二：甄××，男，22 岁。

患者从小就尿床，一直至今，从小体质就差，曾用偏方，服药无效，故要求针灸治疗。营养、发育中等。一般情况尚好，但经常疲乏。脊柱未见异常，六脉沉而有力，尺脉较弱。

辨证：肾虚，膀胱失约遗尿症。

治则：调经络，固下焦，和气血，固膀胱收摄之气。

治疗：选取第一组穴位治疗，但三阴交穴的针感要传导至少腹部，关元穴的针感要传导至龟头。针治 9 次而愈。

对遗尿症治疗的几点体会:

1. 小儿遗尿一证,多由虚寒导致。因此,在治疗中,当以温补为大法,但亦有极少例夹实者,虽不需要用泻法来针刺,但在手法上,当采取补中寓泻的手法。

2. 小儿遗尿一证,在针治过程中,要求家长能或者说一定能配合好方能提高疗效,如家长要夜间叫醒患儿之事,一定要持之以恒。

3. 结合现代医学进行治疗。

六、小儿麻痹症

小儿麻痹症是一种急性传染病,好发于 1~5 岁的小儿。现代医学把本病称为"脊髓灰质炎"。本病发病急,病变快,对小儿危害很大,近年来虽采用了口服小儿麻痹糖丸活疫苗,使发病率大幅度下降,但仍有引起重视的必要。

风、湿、热邪一类时疫病毒,由口鼻侵入,首先出现邪犯肺胃的证候,出现发热、咳嗽、咽红、呕吐、腹泻等一系列症候群。接着其感染的病毒在咽部繁殖,随即进入血循环,侵犯中枢神经系统,其主击目标是脊髓前角运动神经元,从而出现湿热之邪流注经络,致使相应部位的经络阻塞,气血失调,筋脉肌肉失养而出现本症。

由于邪犯肺胃,必须要影响此两脏腑的正常功能。肺为清肃之脏,主气而连系百脉,使气血运行于全身;胃为水谷之海、生化之源,是气血之海。濡润全身宗筋,约束筋骨而利关节，从而维持正常的生理运动功能。若肺胃为湿热蕴蒸，耗伤津液，肌肉经脉失养，导致气血失调，日久气血虚，精血两伤，筋骨肌肉枯萎，所以本症后期出现肌肉萎缩、肢体畸形等症状。

本病的发生发展与机体正气的盛衰有着密切的关系。另外，与机体正气盛衰有着密切的关系。机体疲乏、着凉、局部刺激、损伤等各种因素，均与本病恶变有着相应的关联。

本病的潜伏期一般在 5~14 天之间，但可短至 3 天；长达 35 天，临床上轻重表现不一，病程大致可分为五个阶段。

1.前驱期：有发热、头痛、全身不适、烦躁不安、多汗、不思饮食，甚则有恶心呕吐、流涕、咳嗽等呼吸道症状。若经 1~4 天，热退身凉，症状全消，不再进入下阶段，则称为顿挫型。

2.瘫痪前期：前驱期热退后 1~6 天，再度发热、面红、出汗、头痛、嗜睡、呕吐、咽痛，继有全身过敏、肢体疼痛、项背强直等症状，并伴有脑膜刺激征。若不再进入瘫痪期，称为无瘫痪型。

3.瘫痪期：大多数在瘫痪前期的第 3~4 天出现瘫痪，瘫痪出现后 1~5 天发热渐退，其他症状也逐渐消失，热退 48 小时后一般瘫痪不再发展。

4.恢复期：发生瘫痪后 1~2 周开始恢复，轻症 1~3 个月可好，重症往往需要 6~18 个月，或进入后遗症阶段。

5.后遗症期：一般为病期在一年半以上尚未恢复的患者。

在前驱期和瘫痪期，可能有轻度白细胞增多，中性粒细胞亦略增，血沉常增快。脑脊液在前驱期一般无异常，至瘫痪前期，白细胞数增加，早期以多核粒细胞居多，以后则为淋巴细胞居多。蛋白在早期正常，以后有增加，氧化物正常，糖稍增。

本症的辨证论治如下：

1.瘫痪前期，治法宜祛风利湿、清热通络。退热取少商、商阳，点刺放血。祛风取大椎、合谷、内庭、后溪、太冲，均用泻法，而不留针。利湿可先取四缝穴，点刺并挤出黏液，继取天枢、水道、足三里、阴陵泉、肺俞、委中，用泻法，或泻中寓补，不留针。

2.瘫痪期：治法宜清热、利湿、通络。

（1）上肢：取大椎、身柱、肩髃、曲池、合谷、外关、阳池、支正、臂中、天宗、尺泽、内关。手法均用泻中寓补。

（2）下肢：取风市、足三里、伏兔、内庭、环跳、丘墟、承扶、肾俞、殷门、委中、昆仑、涌泉、命门、八髎。手法：各穴均用泻中寓补。若足外翻，加太溪、三阴交、中封。若足内翻，加飞扬、京骨。

（3）口眼㖞斜：取地仓、颊车、翳风、瞳子髎、鱼腰、合谷、牵正。

上列各部所配穴位，是根据经脉循行部位和上下肢的关系配合的，有通经络、行气血、恢复肢体功能的效果。其中以手足阳明经穴为主。因"治痿独取阳明"确有特殊的疗效。以上穴位，并非一次全取，可将诸穴分成小型处方，轮番针灸，但手足阳明经穴位应多取。这一阶段，要浅刺多针，先取健侧，后取患侧，以泻为主，根据具体情况，有时可用平补平泻手法，有时还可运用泻中寓补手法。不留针或少留针为佳。

3.瘫痪后期治法：补益肝肾，温通经络。此是后遗症阶段，气血两虚，病延日久，顽固难治。治疗时，除选用瘫痪期所列穴位外，还应重视下列几点：第一，针刺要深，手法用补，多留针，并要配合艾灸，每周针治3次为宜，10次为一疗程。两个疗程后，可令患者休息一周。第二，上下肢瘫者，都要加灸百会穴。第三，治上肢麻痹用支正穴时，要偏刺透向郄门，使感觉直达手背心，针后就有手指灵活之效。下肢麻痹加针阳里间穴，该穴在阳陵泉与足三里连线的中点上，按压此处有发酸感觉，针后感觉可绕足外踝下达足背，直到外侧三个足趾。第四，补益肝肾可选用足三里、三阴交、太溪、太冲、针用补法或补中寓泻手法，针后加之灸。

典型病例：

病例一：王某，男，7岁。1964年5月11日初诊。

母代诉：患儿3个月前发热咳嗽，不以为意，次日增重，于是急赴××医院诊治，三天后热退咳止，发现右侧上下肢痿软，经诊断为小儿麻痹症。针药并施，每日1次，每次扎针颇多，患儿痛苦不堪，治疗月余，未见好转。后又转××医院诊治，又经月余，仍未收效，后来我市经人推荐来我所针治。

一般检查：神色尚可，肌肉丰满而润泽，言语流利，右臂不能抬举，手指不能伸直握拳，右腿软，足向外翻，软而无力，较左腿为细，膝健反射迟钝。诊断为小儿麻痹（实证）属瘫痪期。

治疗：取穴为大椎、腰阳关、（右）肩髃、曲池、支正、合谷、阳里间、足三里、三阴交。均用轻泻法。

针后次日，右手即能握物送入口内。同时右腿已能转动，之后又复针后侧秉风穴及肩贞、支正、一扇门、阳里间、昆仑、解溪。仍用轻泻手法，每次留针10分钟。六诊时患儿已能迈步走动。继续治疗，共针16次而痊愈。随访其父，告知家中来信，至今患肢发育正常，运动健壮无异。

病例二：张某某，男，4岁。1973年9月10日初诊。

母代诉：1973年9月间，患儿因食瓜果引起腹泻，便稀如水，每日3~5次，经××医院治疗痊愈。愈后5天又发热而懒于玩耍，又去××医院治疗两天后热退，但出现左腿麻痹、伸动无力之症状，后经××医院确诊为小儿麻痹症。两年来历经中西药物、针刺、电针等多方治疗，迄今未见好转，而且患肢逐渐细瘦。

一般检查：面黄肌瘦，眵多，舌苔白腻，脉象细弱而滑，左腿细软，屈伸无力。诊为小儿麻痹症（虚证）。

治疗：本症因脾虚而起，至今肝、肾阴精亏损。治宜补益肝肾、温通经络，并要针对脾虚论治。

首次取穴：双四缝（点刺，挤出透明黏液少许）、阳里间、腰阳关、环跳、八髎、地机等穴。手法以补法为主，间施补中寓泻之术。

每次针后，患儿家长于睡前以手掌上下揉摩患肢3遍，并用雀啄灸法艾灸所针部位20分钟。间日一诊，经治疗9次后，患儿已能跛足行走，但走路时左足向外翻。

再针，又加取太冲、公孙、三阴交、足三里、犊鼻等穴，并用补中寓泻手法，治疗10次后，患儿行走时足以不外翻，并能持久快走而不跛不跌，而且患肢肌肉逐渐丰满粗壮。又连续针治10次，手法改为平补平泻，患儿乃告痊愈。随访至今，患儿已能奔跑跳跃，健壮如常。

对小儿麻痹症治疗的几点体会：

1. 对本症针治时，应着重阳明，并调诸经。在辨证论治时，若患儿体弱，发热期体温不高，即成瘫痪，属气虚。发热期体温高，元气渐衰，体温下降，肢体痿软瘫痪，亦属气虚。呕吐腹泻，则止吐止泻以恢复消化功能。气血两虚，则补益气血，仍以补气为主。如属阴虚，必具阴虚而导致阳盛的症状，应补益肝肾，生血益阴。本病初期，多属湿热，寓泻于补，或清湿热，并补养气血，如属虚寒夹湿，应祛寒湿止痛解痉，并补养气血。根据这些原则，细致地诊断，适当地立法，灵活地处方配穴，针灸手法的轻重缓急要恰到好处，这样定可收到满意的疗效。

2. 早期治疗效果好，恢复快，后遗症较少。发热时间过长，出汗过多。脾胃大肠虚弱，容易感冒，进步迟缓，疗程较长。针刺一到两个疗程而收效甚微的，多有后遗症。体质的好坏对治疗效果有直接的影响。尤以常便溏者，恢复更为缓慢。故此，医者要常注意患儿的食欲与消化功能，使其消化功能保持正常。

3. 对久病患儿，针刺要深，取穴多。不如少而精，每日针治不如间日针治。留针时间最好长一些，以 1 小时左右为宜。天气不好时要暂停针治，针刺同时要注意加灸，或让患儿家长回去依法艾灸。

4. 对年久病深，严重痿细变形的患者，要求医者与家属密切配合。容易感冒的患儿，家长要处处提防。另外医患双方都应确立胜利的信念。据报道，有一小儿麻痹症患者，针刺 207 次方愈。

5. 八髎穴是治疗本症的上好穴位。针治时，一定要刺入骨孔内。此时则要求保持患儿安静，否则会造成折针或弯针，产生不良后果。

七、面瘫

面瘫是临床常见病、多发病，以秋冬季节为多见。早在《黄帝内经》中称为"卒口僻"，后世称为"口眼㖞斜""口僻""面神经麻痹"等，俗称"吊线风"。它可以是偏瘫的一部分症状，亦可单独存在。祖国医学对面瘫有"筋病"与"脉病"之分，即现代医学所谓中枢性（中脏腑）面瘫与周围性（中经络）面瘫之分。本文就后者加以探讨。

导致本病的主要外因是风邪，而其他如寒暑、湿邪也可杂合而至。体质素弱，气血双亏，为形成本病的内因。此外，如肾肝不足，风阳上扰，贪杯无度，痰热生风也往往导致本症。这些亦仍属内因范畴。又有耳鼻常静，故风不作，口眼常动，故风易生。风摇则血液衰耗，无以养筋，故筋脉拘急，而口目为僻。

总之，本病为风邪及风邪与寒、暑、湿邪杂合入胃经或血脉，或谓风痰客阻经脉，痰涎壅盛，气血流行受阻所致。

本病的临床表现往往突然发作，多在清晨醒来发现一侧眼睑不能闭合及嘴㖞。亦有少数患者病前患侧耳后有不适感。麻痹多为一侧性，耳下及乳突部伴有疼痛感觉，患侧面部表情消失。目不闭合，流泪，不能皱额蹙眉。口角牵向健侧或下垂，鼻唇沟变浅、消失或㖞斜，说话漏风，不能鼓气吹哨。吐唾障碍，流涎，进食困难，并可出现味觉减退或听觉过敏的症状，若病程迁延，有时又可出现嘴角反㖞向患侧，称为"倒错现象"，有的还伴有肌肉跳动、面部牵掣不适之感，甚至出现面肌萎缩的症状。

本病的治则治法：治疗原则为养血和营、疏通经气（重点是面部经气），逐风除邪为大法。具体而言，结合经脉循行面部与手足六阳经和足三阴经及任、督脉有关。

从整体观念出发，面瘫初期以六阳经为主。重点是胃与大肠经，故先以疏通此二经的经络，并辅以祛风散邪，如若久治不愈，且面部肌肉出现抽动时，则与足三阴经有关，治宜健脾养肌、补肾和肝。

本症的治疗方法，从辨证取穴入手，针与灸相互配合；补与泻运用得当，健侧与患侧交替针治；治疗时机的选择；患者的有效配合。

取穴时，除通过辨证确定的主穴和配穴外，还要从局部与循经、患侧与健侧、近治远辅、近辅远治、上病下治、左（右）病右（左）治等方面去掌握。此外，还当健侧与患侧交替施治，要针患侧而灸健侧，补健侧而泻患侧，有时在手法上还当补中有泻、泻中有补。

关于本病的辨证论治，《灵枢·经脉》指出："胃是阳明之脉……是动则病……口㖞，唇胗……""足阳明之筋，其病……卒口僻。"《金匮要略》中又指出："贼邪不泻，或左或右，邪气反缓，正气即急，正气引邪，㖞僻不遂，邪在于络，肌肤不仁。"《诸病源候论》中指出：

"风邪入于胃阳明，手太阳经遇寒则筋急引颊，故使口㖞。"结合循行于面部的手足六阳经，任、督二脉，取穴如下。

主穴：阳白、四白、地仓、颊车、下关、合谷、内庭。方义：其中颊车、四白、地仓、下关四穴为足阳明经穴，有祛风、清热、散寒、通经之功效；阳白为祛风要穴。合谷为治面与口的要穴，而内庭的疗效亦可直达面齿部，二穴属远道取穴，可疏通阳明经气。

配穴可根据以下情况来定。风胜者：加太阳、风池、迎香。突然发病之初：加取人中、承浆。正气虚者：加足三里、迎香、血海、三阴交。皱额困难者：加攒竹透刺阳白。闭目困难者：加太阳透丝竹空，或丝竹空透鱼腰。示齿困难者：加颊车透地仓。鼓腮困难者：加颧髎透四白。面部伴有抽搐者：加取间使、太冲、太溪、三阴交。听觉过敏者：加取翳风。进食困难者：加取承浆、内关。人中沟㖞斜者：加取水沟。

在手法的运用上，具体要从以下几个方面入手。其一，进针要快，即迅速刺入皮下。其二，捻转要慢，即刺入皮下后，要慢慢捻转进针使之得气。其三，补泻要得时，即得气后可根据病情和病人的体质，恰当地运用补泻手法。一般来讲，针治第一周应以泻法为主，适当地辅以泻中寓补手法。一周之后，可由泻中寓补向平补平泻转化，进而运用补中寓泻与补法。具体运用时，一般以提插补泻为主，个别穴位上亦可应用迎随补泻手法（如合谷、足三里等穴），在实际操作时，得气后，先浅部，后深部，反复重插轻提为补；先深部，后浅部，反复重提轻插为泻。远道穴出现的针感传导，指向病所为补，逆向病所为泻。其四，为了加强针感传导速度，可配合适当运用"飞经走气"之针法。即患侧用催气法，健侧用走气法，最后总用提气法。

留针时间，以15~30分钟为适宜。

典型病例：

病例一：陈某某，女，18岁。1995年11月2日初诊。

两天前，患者突然右目流泪不能闭合，口角向左喎斜。人中沟向左喎斜，右目眼裂增大，鼓腮、露齿、皱额等动作均受到影响。脉濡，苔薄。

辨证：为风邪上扰头面经络，邪气反缓，正气即急，正气引邪，乃为喎僻。治以祛风疏络。

取穴：水沟、瞳子髎、地仓（右，捻转泻法）、合谷（右，捻转补法）、攒竹、阳白、四白、颊车（右，捻转平补平泻）。

治疗：每日1次，针患侧，灸健侧。留针一刻钟。前3次均用推位法进针刺治。3次后，交叉针健侧，灸患侧。治疗5次后，人中沟居正，眼能闭合，口能鼓腮、露齿，但尚见流泪和面部呆板之征，改为间日针治，手法向补的方向转化，并交替增刺颧髎、下关两穴，又治疗 4 次而愈。

病例二：刘×，男，28 岁。1995 年 11 月 5 日初诊。

嘴向右喎已两天，发病前两日下班乘接送车回家，头面部靠窗受风，翌日早晨起床后，感觉左侧面部麻木，有僵硬感，口唇活动不灵。漱口时，口腔漏水，并发现嘴向右喎斜，吃饭时左侧夹食，左眼不能完全闭合，并时见泪下，曾自行热敷，无效。面部极不对称。口角向右喎斜，左侧鼻唇沟消失，眼不能闭合，额纹消失，鼓气、打哨、皱额机能均有障碍。脉濡数，苔白薄。

辨证：风、寒二邪杂合上扰头面，经络受阻，邪缓正急而致口眼喎斜。治以祛风、祛寒、活血通络。

取穴：水沟、颊车、地仓、攒竹、阳白（右、捻转泻法）、合谷（左，捻转补法）、四白、颧髎（平补平泻）。采用针患侧，灸健侧，间日针治，4 次而愈。

探讨研究：

1. 针灸治疗本症。到目前为止，其疗效优于其他治疗方法。

2.《灵枢·经筋》云："足阳明之筋……颊筋有寒则急，引颊移口；有热则筋弛纵，缓不胜收，故僻。"《素问·评热病论》又云："邪之所凑，其气必虚。"因此，针治本症时，要配合艾灸，或隔姜灸，或隔药饼灸，均能加强疗效。同时亦要配合恰如其分的热补手法，其效更佳。

3.《难经·二十三难》云："经脉者，行血气，通阴阳，以荣于身也。"因此，治疗本症当以"通其气血，调其阴阳"为关键。正确的手法和针感传导，可以推动经气，疏通六脉，使左右同经相应，使表里两经相应，从而调和气血，平衡阴阳，经脉畅通。营卫自然相随，邪可去矣。因此，在治疗过程中，恰当地配以"飞经走气"法是十分必要的，而临床实践证明，亦确是如此。

4. 面瘫患者，由于患侧的面肌麻痹，被健侧面肌所牵拉，经络穴位的表面所在部位均随之移位。因此，针刺时，有些穴位必须运用"推位法"，来取穴针治，方能使取穴准确，而收到理想效果。

5. 本症复发而出现"倒错"现象者，治之颇难。但是若在开始治疗时，就能注意患侧与健侧交替针治，则此类现象基本可以杜绝。

6. 本症的疗效，又与患者的有效配合有着密切的关系。应要求患者按时坚持针治，情绪要稳定，并按照医生的安排，如做一些适当的自我按摩。不要再度受风着凉，保持足够睡眠，不做剧烈活动，忌房事，不生气等。

7. 提高对本症的治疗效果，是一个值得重视的问题。除医者在各方面做一些探讨与研究外，值得提出的是，不可乱用药物，对一个患者来讲，治疗方法，万不可五花八门，更不要朝三暮四。

8. 在针法与手法上的恰到好处，是应十分重视的问题。有些医者，不自觉地运用了恰当的手法，亦能治愈本症，应由不自觉的阶段提高到自觉运用阶段。

9. 今后对本症治疗，要从分型、定位、定法，在治疗方法规范化上下工夫。

八、阳痿证

"阳痿"亦称"阴痿"或"阳不举"，属"五不男"中的"怯"。《黄帝内经》未设"阳痿"之名，而称为"阴痿""阴器不收""宗筋弛纵""筋痿"等。

本症的出现，婚前多由手淫恶习而造成；婚后多由入房太甚，精竭而宗筋弛纵出现；或因七情劳倦、思想无穷，所欲不得，思虑忧郁太过者；或因恐惧不释，如因房事受惊吓而突然产生者；久病患者也有出现者。此外，过度饮茶、饮酒等，或房事后有饮茶习惯者，均可出现本症。

本症可分为四大类型。由于长期手淫或房劳过度，损伤精气，肾气亏损，以致命门火衰，精气虚竭，而导致肾阴亏，伤及肾阳，此为第一类型。由于思虑忧郁，损伤心脾，心脾损伤则病及阳明冲脉，而水谷气血之海必有所亏，从而由于气血亏而导致阳道不振，出现本症，此为第二类型。由于惊恐不释，而损伤肾气，或于阳旺之时，急有惊恐，则阳道立痿，此为第三类型。由于湿热下注，炽伤宗筋，宗筋者，聚于前阴，宗筋纵而成本症，此为第四类型。

本症的治疗大法是：肾阴伤及阳者，症见阳痿、面色苍白、腰酸腿软、头晕目眩、畏寒肢冷、神疲乏力、四肢倦怠。苔薄白，脉沉细无力。治宜温补肾阳。

心脾伤损及肾气者，症见阳痿、胃脘不适、纳欠佳、肢冷、神疲乏力、胆怯、惊恐、失眠。舌质淡，脉沉虚，治宜培养心脾、补肾气。

湿热下注者，指肝肾湿热以致宗筋纵，症见阳痿、小便短赤或小便不利、腰背酸困。舌尖红绛，苔黄，脉沉细。治宜清化湿热。

治疗本症的主穴为关元、命门、三阴交、肾俞、蠡沟，配穴为气海、中极、神门、太溪、足三里、阴谷。

因关元能壮真元之气，补下焦之真火，使真元得充，真火复盛，肾气作强；命门为命门之火寄附之处，可补肾阳而疗命门火衰；肾俞为肾经的背俞穴，可培补肾气以滋阴；蠡沟为足厥阴之络穴，通于胆而其脉结于茎；三阴交为足三阴经之交会之处，三阴脉均循于少腹而结于阴器，故取之可健心脾而补肾气，调节心脾且能振奋肾经功能；此处配气海、中极以增补下焦真元；取心经原穴神门以补心；太溪为肾经原穴，可补肾气而治阳痿不举；足三里为大补之穴，取之可补后天；阴谷治阳痿不举，配之更能增强效应。此外，如兼有梦遗者，可加取心俞；兼见滑精者可加取精宫（即志室）。

临证取穴时，又当灵活增减而确定处方。如在临床治疗中，还可加取阴陵泉、然谷、腰阳关、复溜、中封、大敦、石门、次髎等穴。

手法的得体，是治疗本症的关键。笔者认为：其精华所在要泻中寓补，使针感上行到下腹或阴茎。而肾俞、神门、石门三穴则又当以补中寓泻为其手法，并要使之出现温热感，方能收到满意效果。

典型病例：

病例一：刘某某，男，24 岁。1997 年 6 月初诊。

1983 年春节结婚。婚后房事无度，1 个月后出现阳痿。后来并施工。6 月份爱人来并探亲，同房仍阳事不举，遂来求针治。现症：阳事不举，自感四肢乏力、心烦，有恐惧感。视其面色正常，体格健壮，六脉沉细无力。

诊断：阳痿（肾阴阳俱虚）。

治疗：温补肾阳。

取穴：关元、肾俞、命门、三阴交、蠡沟、复溜。

手法：补中求泻。间日针刺，8 次后而告痊愈。后生一男一女，一切正常。今年 5 月患者又介绍病人来诊治，才知其已升为工头，而本人亦健康无比。

病例二：赵某某，男，25 岁。

家住农村，自己是农民，外出大同干活，收入甚佳，回忻州后，经人介绍定下一门亲并定在 5 月 1 日结婚。突然于 4 月初发现阳事不举，为了保住婚姻，至太原看病，一下火车遇一私人医者，言能包治，结果花了近千元而病况反重了。后经人介绍来我所针治。

诊断：患者由于长期手淫而导致损伤精气，肾气亏损，以致门火衰而致病。

治疗：与病例一运用基本相同的治疗方法，10 次而愈，未误婚期，婚后一切正常，后生一小女，至今未见异常。

对阳痿症治疗的几点体会：

1. 针刺治疗"阳痿"一症，疗效甚高，且见效快，疗效可靠。笔者在治疗的一百多例患者中，无效者仅 4 例，而大多数，都在治疗 10 次左右而痊愈。

2. 针感在达阴茎，特别在达龟头者，收效好，而针法则以补中寓泻为适宜。

3. 治疗中要严禁房事。治好之后，在半年到一年内亦要有所节制。

附：成方举例。

1. 阴痿丸骞：阴谷、阴交、然谷、中封、大敦。（《针灸大成》）

2. 阳不起：灸命门、肾俞、气海、然谷。（《类经图翼》）

3. 阳痿：命门、肾俞、气海、然谷、阳谷，均用灸法。（《神灸经纶》）

4. 阴痿丸骞阴谷中，然谷三阴交中封；兼治大敦通

五穴，此病立时有神功。（《针灸聚英·杂病歌》）

5. 阴谷、大赫、然谷、阴交、中封、曲泉。（《针灸资生经》）

6. 关元、三阴交、肾俞、足三里，隔日1次。三阴交可埋针4~6小时。（《新医疗法手册》）

7. 百会、膈俞、肾俞、石门、腰阳关、关元、中极，每日艾条熏灸。（《中国针灸学》）

九、青盲病案

笔者用针刺治愈失明视神经萎缩两则，效果良好，列举如下：

病例一：李某，女，1岁半。1983年6月17日诊。

其祖父代诉：双目失明已两月余。患儿于1983年3月23日突然高热，继则抽风，急诊入院治疗曾施以抗生素、镇静剂等药，热退，抽搐终止，唯见患儿发呆，眼睛对外界无反应。经请西医院眼科会诊，诊为"双视神经萎缩"。给予对症治疗。前后辗转北京等地治疗均未奏效。身体发育良好，瞳子黑白分明，有畏光，右目略有斜视上吊，舌淡苔白。指纹：风关纹沉色淡红，气关、命关纹沉色淡，脉象缓尺弱。

辨证治疗：高热抽风，肝阳受损，肝平不事，血不上荣，遂有目不视。治宜养阳平肝、清头明目、疏经活络。

取穴方一：攒竹、太阳、合谷、承泣、风池、球后、足三里、三阴交。

取穴方二：风池、睛明、瞳子髎、丝竹空、肝俞、合谷、光明。

取穴方三：目窗、太阳、睛明、百会、合谷、足三里、太冲。

以上处方在治疗中交替使用，采用快速进针法，得气后，先泻后补或平补平泻，然后即可出针。个别穴位如百会、足三里、肝俞、光明，亦可留针片刻。

治疗经过：依法针治 4 次后，斜视已除。针治 21 次后，病愈而完全恢复视力。最后经两医院眼科检查，视神经的功能完全恢复正常。

病例二：李××，男，3 岁。1983 年 10 月 12 日初诊。

其父母代诉：患儿双目失明已有三月余。

病史：患儿于 1983 年 6 月初呕吐、发热、抽风。急诊住入当地医院，诊断为"结核性脑膜炎"。六天后转入另一医院，施以对症治疗，病情渐渐好转。但出现双目失明，请眼科会诊，诊断为"双视神经萎缩"。为此，曾赴北京经多方医治无效。检查：瞳子黑白分明，伴轻度痴呆与营养不良，右半身不遂，舌红乏津，苔白，脉细弱，指纹淡。

辨证治疗：呕吐伤津，发热伤液，肝肾阴亏，精血损耗，不能上承，目失涵养，遂致失明。治宜滋阴补肾、养木柔肝、补气升阳。

取穴方一：睛明、球后、目窗、合谷、阳里间。

取穴方二：睛明、攒竹、承泣、曲池、足三里。

取穴方三：睛明、瞳子髎、太阳、百会、三阴交。

以上三方交替使用。手法：基本为快速进针，得气后分别采用补或泻法，除个别穴位（阳里间、足三里、百会、三阴交）外，其余均不留针。

治疗经过：五诊之后，行动恢复正常，食欲大增，双目能看见眼前手动。九诊之后，双目视力复常，又诊治一次以巩固疗效。

对青盲病治疗的体会与探讨：

青盲之病名，早在《诸病源候论》一书中指出："青盲者，谓眼本无异，瞳子黑白分明，直不见物耳。"《外台秘要》云："病源青盲者，谓眼本无异，瞳子黑白分明，直不见物耳。但五脏六腑之精气皆上注于目，若脏虚有风邪痰饮乘之，有热则赤痛，无热但生内障，是腑脏血气不荣于睛，故外状不异。只不见物而已，是谓之青盲。"与现代医学之"视神经萎缩"基本类同。其发病原因，在《审视瑶函》中指出"青盲……本是笑神并胆涩。"又《秘传眼科龙木论》中指出："六淫外伤，五脏内郁，饮食房劳，远视悲泣……刺血发汗，皆能病目。"《证治准绳》中曰："有劳神，有血少，有元气弱，有元精亏而昏眇者"。

综上所述，形成青盲的原因不外失血过多、六淫外伤、饮食内伤、疲劳房劳、思虑过度等。究其病机当是肝肾阴亏，精血耗失，不能上承养目。肾阴不足，命门火衰，精气不能上荣于目。伤食劳倦，脾气受损，不能运精于目。七情郁结，木失条达，心营亏虚，神气耗损而致神光耗散。

《灵枢·大感论》曰："五脏六腑之精气皆上注于目，而为之精……"《素问·五脏生成论》云："肝受血而能视"《银海精微》曰："肝肾之气充则精彩光明，肝肾之气乏则昏蒙眩晕。"

综上所述，青盲证治宜滋阴补肾、养肝柔木、补肾阳、益心神、调脾胃。运用针刺治疗当以胆经、膀胱经的穴位为主，再辅以大肠经、督脉、脾经、胃经等经之穴。胆经起于目锐眦，与肝经相表里，胆虚则肝亦虚。肝虚则血少，血少则不能养目而致失明。胆经常用穴位有：风池、瞳子髎、光明、阳白、目窗，通过这些穴位达到养肝生血明目的作用。膀胱经起于目内眦，与肾经相表里，瞳神属肾，如瞳神藏水不足，则目流无所见。因此，睛明、攒竹、肝俞、肾俞，可起到补肾与养肝的作用。另外，选用诸阳之会的百会穴，此穴补则能升阳血，泻则可清头明目。治青盲之法大致如此，至于先后缓急之权宜，岂能预设，还须临证之顷，圆机灵变耳。

十、关于因聋致哑的针灸治疗

聋哑病即又聋又哑。实质上多数患者是因聋致哑。临床上分为先天性和后天性两种，而以后天性为多见。先天性聋哑是由于在胚胎发育期母体受毒邪侵袭（如中毒、温热病等），使胎儿听觉器官发育不全或畸形所致，可出现先天性全聋哑或半聋哑。后天性聋哑病多因婴幼儿时期患急性热病（如流行性脑脊髓膜炎、流行性腮腺炎、麻疹等）、中毒（如药物、链霉素、奎宁等）、头部外伤等引起。

先天性聋哑属于先天不足或胎气不足所致；后天性聋哑病属于肝火上扰清窍，风火之邪煽灼，导致经络之气闭塞，耳窍不灵而形成。

聋哑人的言语器官，无论其末梢部分或中枢部分，均无任何器质性病变发现，所以本症应排除暴喑症和中风引起的不能言语等症。

针刺治疗耳聋，祖国医学文献上早有记载，《素问·缪刺论》中即有："耳聋刺手阳明不已，刺其通脉出耳前者"的论述。（按：手阳明腧穴主耳聋者有四穴商阳、阳溪、偏历、合谷，通脉出耳前者即听会穴)。此后历代医家又有不断补充。

赵献可《医贯》曰："故凡一经一络有虚实之气入于耳者，皆足以乱其聪明。而致于聋聩。"张介宾《景岳全书》曰："盖凡火邪风邪，皆令气壅，壅则闭也。努则气逆，逆则闭也。窍伤则窒，窒则闭也。虚则气不充，不充则闭也。""凡邪盛气逆而闭者，实闭也；气有不及而闭者，虚闭也。""耳聋证，总因气闭不通耳。"由上论述，说明耳聋不论虚实，总不外经络气机闭滞所导致。因此运用疏导络气的方法为治疗本证的大法。

《灵枢·邪气脏腑病形》曰："十二经脉，三百六十五络，其血气皆上于面而走空窍，其精阳气上走于目而为睛，其别气走于耳为听。"在十二经络中，主要循行到耳区的有手太阳、手少阳和足少阳三条经络。若这几条经络之气失却常度，就会导致耳聋的发生。《灵枢·经脉》曰："小肠手太阳之脉……是主液所生病者。耳聋……"又"三焦手少阳之脉，是动则病耳聋，浑浑焞焞……"《灵枢·热病》曰："足少阳主胆，其脉循胁络于耳，故胸胁痛而耳聋。"《灵枢·厥逆》又指出："少阳之逆则暴聋。"

基于上述古训，治疗本证时，选取了上述三条经脉在耳区的穴位。如手少阳三焦经的翳风、耳门、瘛脉、外关、中渚，足少阳胆经的听会、侠溪和手太阳小肠经的听宫等穴。这些穴位中，耳门、听宫、听会三穴在耳前，翳风，瘛脉两穴在耳后，是直接关系听觉功能经络的穴位。这是循经取穴之意。其中瘛脉一穴，虽然文献上有关治耳聋的记载不多，但临床上对治疗耳聋有良好作用。

百会穴是"诸阳之气"所会合的穴位，有关耳区的穴位，都属阳经分布。针刺百会，可以使所有阳经的经气得以调和，若佐以四神聪，则能更强化其作用。手阳明经的合谷穴，是手阳明大肠经分布到手部的经穴。手阳明经的支脉通入耳中，且又为四总要穴之一，对面口清窍能起到相当作用。手少阳三焦经的中渚，以及在手腕部的外关穴，虽离耳部较远，但它们是三焦经的"输穴"和"络穴"，具有宣通和沟通经气的作用，而且是远道取穴，这样局部与远道相互配穴，上下呼应，使循行经络的经气得以疏泄调畅。至于督脉的哑门穴、任脉的廉泉穴和心经的通里穴，哑门与廉泉位置一前一后，均近舌本，而这两条经脉一阴一阳，又互相衔接，善能疏通该部之气，通里是心经的络穴，其脉已抵舌本，故同为治哑要穴。

有些医家治疗聋哑，主张治聋与治哑同时进行。但因哑由聋成，并非发音器官有毛病，因此目标混乱。有些医家主张治哑只治聋，如果使阻滞了的经气重新通畅，当听觉恢复正常后，语言问题只靠训练即可。这种办法给语言训练者的压力是大的，往往失败。笔者认为，应采取先治聋，当听觉有听好转时，再进行聋哑并治的交替过程。重心由治聋向治哑转移，因为由聋致哑的聋哑症，虽然发音器官未见异常，但因长期不能言语而用进废退的倾向也正向病态演变，治哑为内因，语言训练为外因，结合好，效果当然会更好。

《灵枢·九针十二原》曰："欲以微针，通其经脉。"《灵枢·刺节真邪》曰："用针之类，在于调气。"又"六经调者谓之不病"。故针刺的目的在于调和经气，因本证属经络气滞的"闭证"，古人所谓"耳闭"，因此在刺法上，应用了《灵枢·官针》中"五刺"以应五脏"输刺法"来疏导经气，并根据古人所谓"静以得气"的经验，配合了深针久留的方法来进行治疗。补泻手法是治疗中的关键所在，对本证采取补中有泻、泻中有补的手法是十分奏效的。

对本症的治疗方案：

针刺穴位：常用穴有翳风、听宫、耳门、听会、瘈脉、百会、四神聪，配用穴有合谷、外关、中渚、侠溪，继用穴有哑门、廉泉，继配用穴有通里。

针刺手法：

1.刺法：采用输刺法，分以下三步：进针时快速捻入，待进皮肤后即停止捻旋，直刺进行达到应有深度（比一般要求的深度要深，但要具体灵活掌握为好），使有酸、麻、胀的感应，并出现向周围扩散为止；留针时间最少要达到 30 分钟；出针时不用捻转，只需向外轻轻拔出即可。

2.针刺方向：常用穴要求针刺方向直达病所，配用穴垂直刺，或背向病所；继用穴直指舌本，继用配穴要直向舌本方向。

3.补泻手法：灵后掌握补中有泻和泻中有补手法。

4.针治次数：一日 1 次，30 次为一疗程，疗程满后如见效，可间歇半月至一月，再继续进行第二疗程，若毫无进步，可考虑停针。

5.针治重点，转换时机：当听觉稍有恢复时，即可聋哑并治，并可配合语言训练，当听觉恢复基本正常时，且可出现简单语言时，可转入以治哑为主，并进一步加强语言训练。

典型病例：

病例一：王某，男，6岁。1965年8月诊。

家人代诉：患者出生3个月，高热惊厥之后，两耳听觉受损，直至6岁不会言语。一般检查：外耳正常。鼓膜下陷，其他发育正常。

诊断：聋哑症。

治疗经过：针治3次后，听觉开始恢复，6次后完全恢复，10次后痊愈。

按：此患者为笔者治愈的第一例聋哑症。事先无足够的精神准备，当时是运用了聋哑并治的方法，只是觉得手法和针下的感觉异乎寻常，树立了针灸可以很快治愈本症的信念。继之，武乡县的大部分聋哑患者（约200人）都来求治，除个别听觉有些好转外，并未再治愈一例。于是笔者下决心，要探讨本症的正确治疗方法。

病例二：胡某某，男，10岁，1969年初诊。

家人代诉：患儿出生后的第28天，即发生高热惊厥，热退后，两耳听觉完全消失，至今从未说过一句话，但巨大的声响于近处尚有微弱反应。一般检查：中耳及外耳正常，右耳听力完全消失，左耳微有听力，但电听力未测出。

诊断：聋哑症。

治疗经过：针治9次后，右耳已能听到半导体收音机的声音，12次后，响动声也能听见，针至一个疗程后，两耳听觉基本恢复正常，又针治 25 次，并同时由患儿家长对患儿进行语言训练，小孩已能随大人说话。停针后三个月随访，患者已完全恢复正常了。

按：本症治疗时，如上法治疗，收到了满意的效果。

讨论：

1. 通过例二后的十多个患儿，应用本法治疗，均收到比较满意的效果。可见笔者提供的治疗方法是有可取之处的。特别在近期，笔者在针治一位 19 岁的患者时，也收到满意的效果。患者，贡某，自幼失语。经 40 次针治，已能说十几句简单的话，现在让其先停针，加强语言练习，一个月后又来针治，又针治 30 次而痊愈。

2. 针刺的深度与疗效的关系很大，根据病例的体会，主要穴位的深度为：翳风 1~1.2 寸，听宫 1~1.2 寸，耳门 0.9~1.1 寸，瘈脉 0.9~1.1 寸，哑门 0.9~1.1 寸，廉泉 0.9~1.1 寸。但是将深度加深后，有些患者会在针刺部位留下后遗疼痛感觉，也有在张口时不舒服。但这种情况隔日则能完全消失，并无其他弊病。相反的，有些患者反映，在这种针后的后遗感强者，听力都有明显的效应。

3. 年龄小的比年龄大的疗效较好，而病因却与疗效无关。

4. 针刺手法，一定要临证灵活运用。

5. 必须配合耐心的语言训练，否则会无效。

图书在版编目（CIP）数据

　　古典针刺手法方集 / 郑广玉编著.—太原：山西科学技术出版社，

2022.1

　　ISBN 978-7-5377-6140-6

　　Ⅰ.①古… Ⅱ.①郑… Ⅲ.①针刺疗法 Ⅳ.

① R245.3

　　中国版本图书馆 CIP 数据核字（2021）第 215816 号

古典针刺手法方集
GUDIAN ZHENCI SHOUFA FANGJI

编　　　著	：	郑广玉
策 划 人	：	宋　伟
责 任 编 辑	：	翟　昕
助 理 编 辑	：	文世虹
封 面 设 计	：	岳晓甜

出 版 发 行：山西出版传媒集团·山西科学技术出版社

地　　　址：太原市建设南路 21 号　邮编：030012

编辑部电话：0351-4922078

发 行 电 话：0351-4922121

经　　　销：全国新华书店

印　　　刷：山西苍龙印业有限公司

开　　　本：787 毫米 ×1092 毫米　　1/32　印张：9

字　　　数：180 千字

版　　　次：2022 年 1 月第 1 版　　2022 年 1 月山西第 1 次印刷

书　　　号：ISBN 978-7-5377-6140-6

定　　　价：39.00 元

本社常年法律顾问：王葆柯